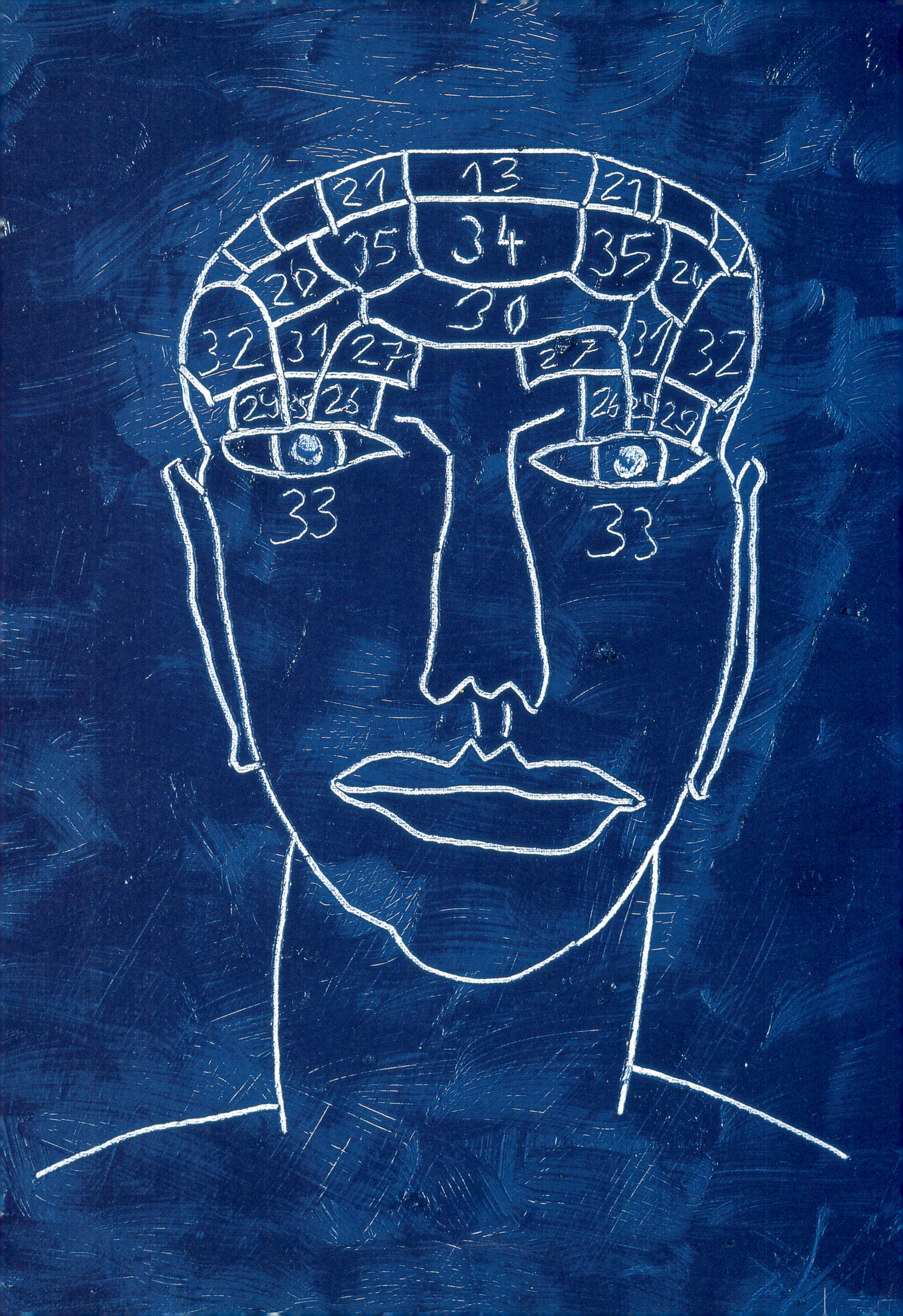

13
21
21
34
35
30
32
32
31
27
27
33
33

Statio≤ n
to Statio≤ n
Mo≤ r/t>z
Gö†>ze

Mit Texten von Rüdiger Giebler, Klaus Görner und Christoph Tannert

Connewitzer Verlagsbuchhandlung Leipzig

Mit freundlicher Unterstützung von Galerie Schuster & Scheuermann Frankfurt/Berlin Judy Lybke Eigen+Art, Leipzig/Berlin Giesbert Majewski Brüssel Peter Lang Leipzig Olaf Stüber Kunstvermittlung, Berlin Büro Y Halle sowie NORD/LB

Der Katalog erscheint anläßlich der Ausstellungen «Station to Station. Pictures by Moritz Götze» Consulate General 460 Park Avenue, New York, N.Y. Mercedes-Benz Manhattan Inc. 536 West 41, New York 136 sowie ART Miami '98 Galerie Schuster & Scheuermann, Miami Beach, Convetion Center

Schmutztitel **Die Idee** linker Teil des Triptychons, 1996, Öl auf Leinwand; rechts: **Sternzeichen** 1997, Acryl auf Leinwand

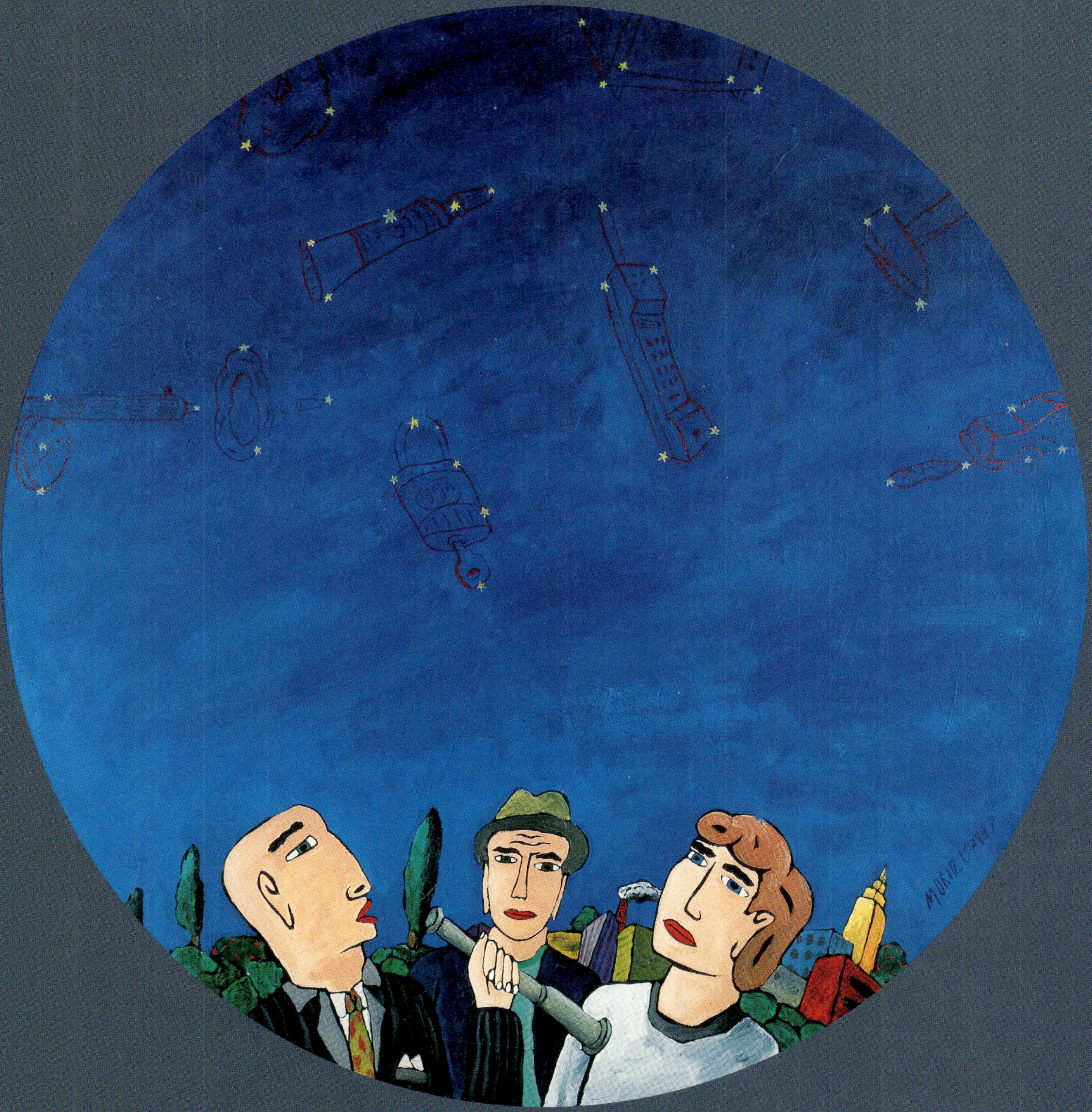

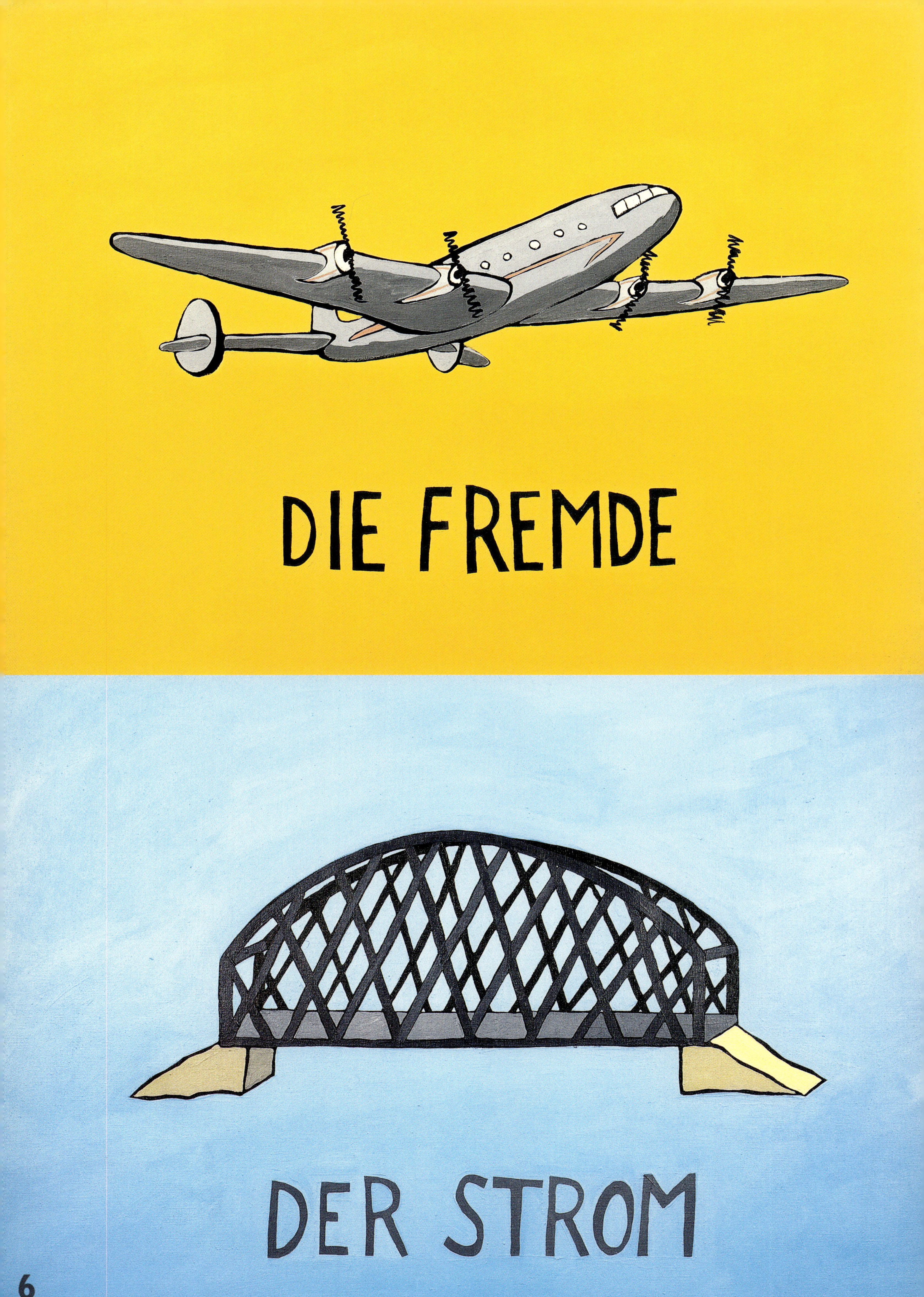

Die Fremde. Das Rätsel. Der Strom. Der Kampf 1997, Acryl auf Leinwand

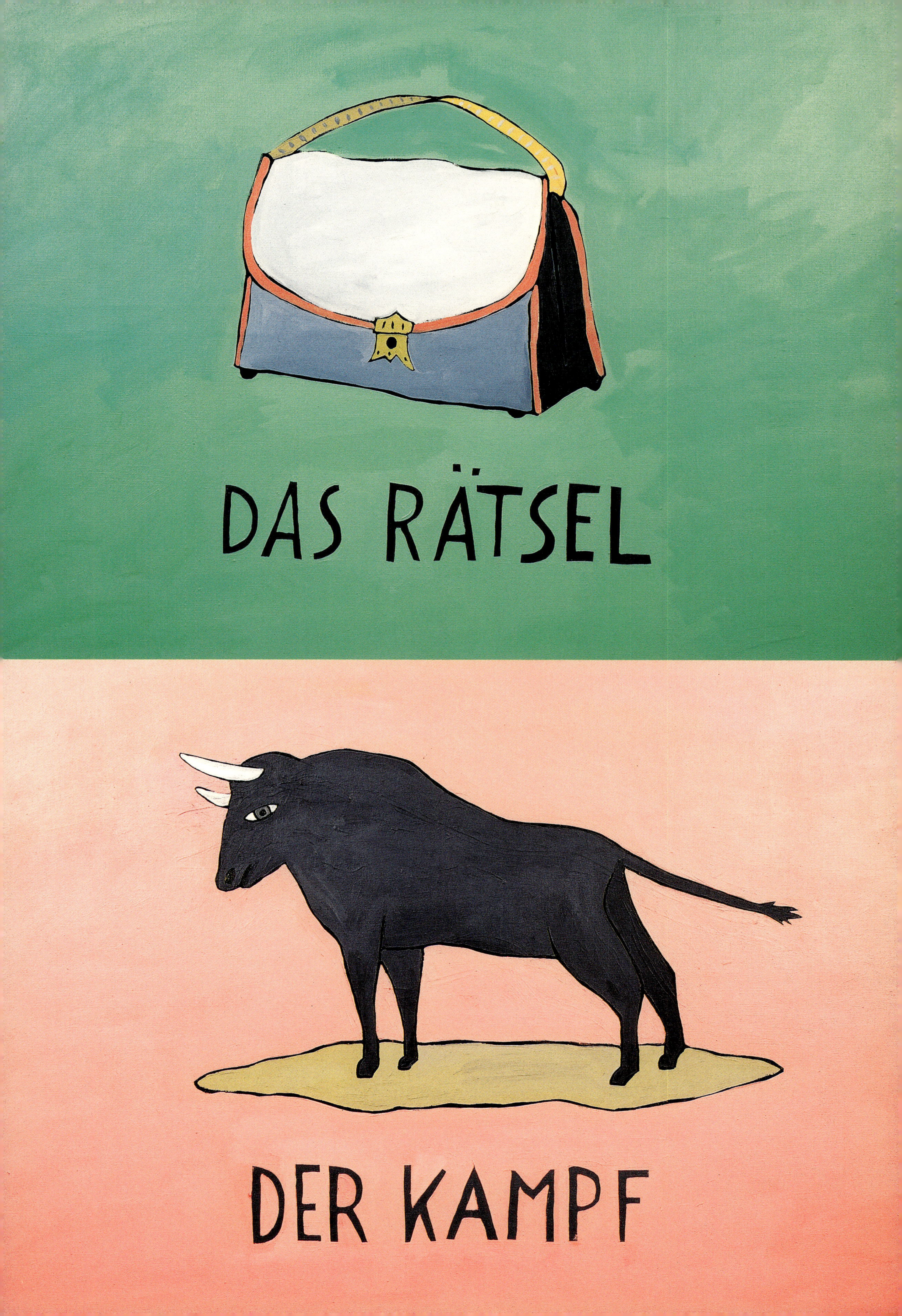
DAS RÄTSEL
DER KAMPF

1 kinderträume und kapital

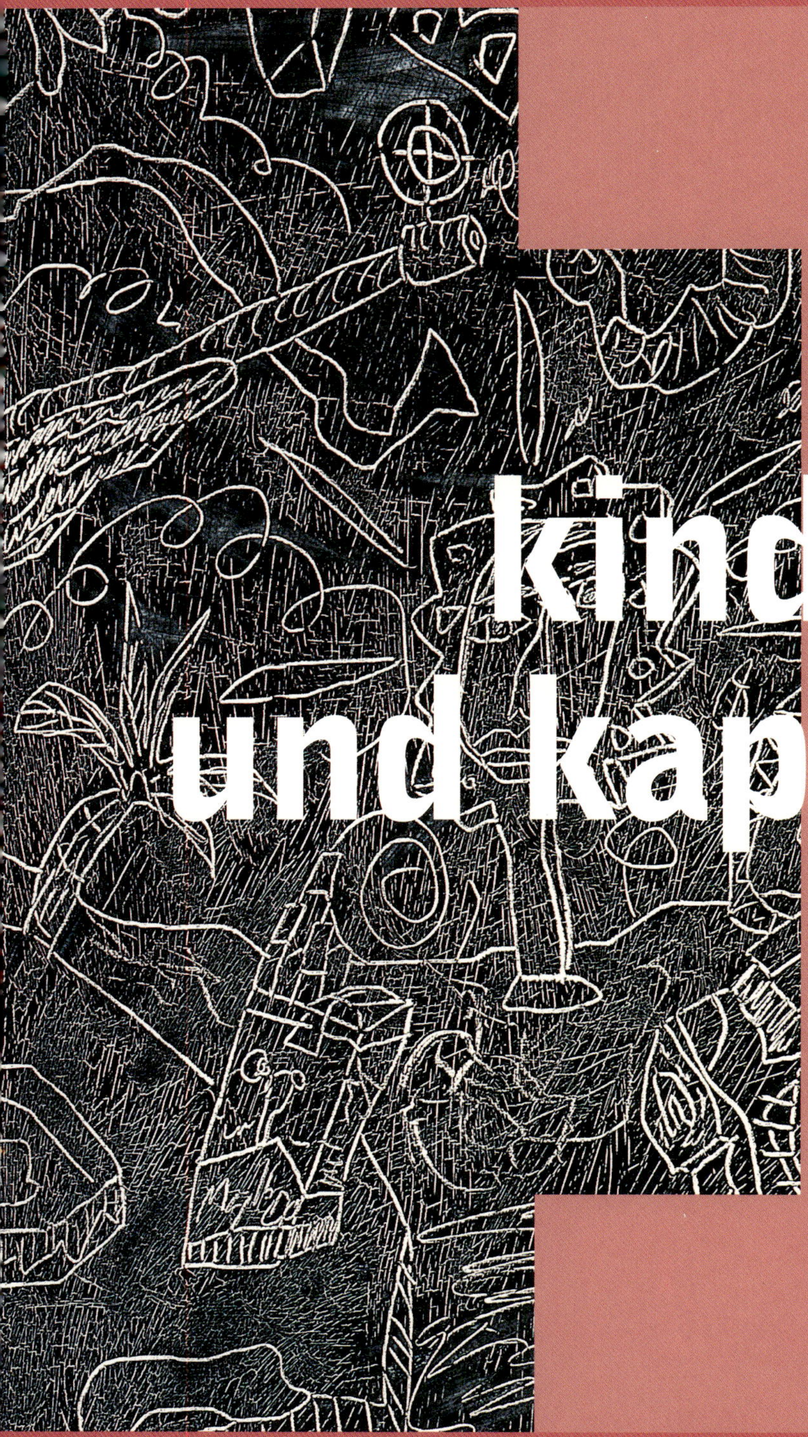

8
Das soll mein Eigen sein (Detail) 1996, Öl auf Leinwand

Die Bildwelt Götzes grenzt alles Üble aus, entzieht sich der Destruktion. Die Mobilität dieser Welt schießt nicht ins Leere. Der Mensch nutzt die Technik, um Halluzinationen zu erzeugen. Mythologie und Märchen vermischen sich zu einem historischen Abriß der Entwicklung des technischen Ingenieurwesens. Eine chaotische Zeitreise wird auf einer klar gegliederten Guckkastenbühne zelebriert. Daß antagonistische Widersprüche sich zu dramatischen Konflikten steigern könnten, ist in seiner Welt undenkbar. Götze stellt den kategorischen Imperativ auf, daß jedes Problem mit Kreativität und Fleiß lösbar ist. Ihm gelingt eine glänzende Utopie der Vereinigung von Kunst und Kapital und die Aufzählung all ihrer süßen Früchte, bedenkenlos genießbar, frei von Reststoffen und immer in ihrer klaren Form selbstleuchtend und schattenfrei, selbst die Dämmerung ist nur eine Intensivierung der Farbskala. Die Schönheit dieses frühkapitalistischen Gewerbegebietes ist eine Welt der Glücklichen. Ihr Schaffensdrang ist vergnüglich und zaubert den Ausdruck von seliger Freude auf die Gesichter. Der süße Lohn der Arbeit ist die zärtliche Harmonie der Kulturen. Das Ozon ferner Hafenstädte, die Düfte des Orients und die stehenden Rauchfahnen des Dampfmaschinenzeitalters sind die Aromazonen der Fortschrittsgläubigkeit. Über einen klaren Horizont kommen aufrechte Menschen. Kulturschranken sind als Barrieren nicht erkennbar. Es riecht nach ehrlicher Arbeit. Das Tagwerk verläuft in geregelten Bahnen, und die Bürger entledigen sich freudig und in würdevoller Haltung ihrer Pflichten. Sie dienen dem Wohlstand und einem ökologisch vertretbaren Fort-

Children's Dreams and Capital

Götze's world of images eliminates all evil and withdraws from all destruction. The mobility of this world isn't hurled into irrelevance. Man uses technology to create hallucinations. Mythology and fairy tales blend into a historical exposé of the development of technical engineering. Chaotic time travel is celebrated on a clearly organized stage. The idea that antagonistic contradictions could climax in dramatic conflicts is not conceivable in his world. Götze establishes the categorical imperative that each problem is solvable with creativity and diligence. He succeeds in realizing a shining utopia in the unification of art and capital as well as in the inventory of all its sweet fruits – edible without afterthought, free of trace elements, always glowing from within and lacking shadows. Even twilight is an intensification of the color scale. The beauty of this early capitalist commercial field is a world of happy people. Their urge to produce is a pleasure while conjuring up an expression of spiritual satisfaction on their faces. The sweet return on their labor is found in gentle cultural harmony. The ozone of distant port cities, the smell of the orient and the age of steam's standing towers of smoke are aroma zones emanating from a belief in progress. Upright individuals are approaching from a clear horizon. Cultural limits are not identifiable as barriers. It smells of honest labor. A day's work is performed in accordance with the given framework and citizens do their duty with an air of happiness and dignity. They serve prosperity and an ecologically responsible progress that speeds the pulse of the mechanical engineer's young heart. It is a world of mechanics: where electronics interfere, strange corporate balances appear on the monitors.

schritt, der das Kinderherz des Maschinenbauingenieurs höher schlagen läßt. Es ist eine Welt der Mechanik; wo die Elektronik sich einmischt, erscheinen kuriose Firmenbilanzen auf den Monitoren.
Raucher mit teuren Importen, Schornsteine, Flugzeuge, Dampfer, Raketen, alles qualmt den würzigen Weihrauch des Maschinenzeitalters. Es ist ein permanenter Verbrennungsprozeß, ein Verdampfen von Opiaten. Es sind die flüchtigen Stoffe, aus denen Flugträume entstehen. Eine erträumte sphärische Macht mit dem Weltenlenker im Cockpit des Zeppelins, der göttliche Sophist als Obermechaniker.
Götze gelingt ein äußerst klarer und freundlicher Entwurf, selbst Katastrophen haben in dieser Traumwelt noch ein menschliches Maß mit Unterhaltungswert, der keine Gewissensbisse hervorruft.
Götze führt Dinge vor, zu denen sich der Normalbürger in der Öffentlichkeit nur mit Scham bekennen würde: Ehrlichkeit, penetranter Optimismus, Größenwahn, Monarchismus, Technikgläubigkeit, Infantilität. Er schafft es, all diese Wirrnis unter einen Hut zu bekommen, so daß es als Programm glaubhaft bleibt. Uns bleibt die Frage, warum unsere Welt nicht nach diesen freundlichen Regeln funktionieren kann. Ja, warum haben wir eigentlich die Industrielle Revolution mit all ihren unmenschlichen Opfern hinter uns gebracht, daß wir uns immer noch so wenig Vergnügen leisten können?
Bei Götze wird nach dem kategorischen Imperativ gehandelt; jeder im Besten nach seinen Fähigkeiten, und keinem tut's weh, kann es auch nicht, schließlich sind alle Akteure getreue Kopien des Meisters. Der Pathologe würde feststellen, daß ihre Gehirnwindungen ähnlich gleichmäßige Schnörkel aufweisen wie die, die Götze als

Smokers with expensive imports, chimneys, airplanes, steamships, rockets: everything spews the spicy incense of the machine age. It is a permanent incineration process, an evaporation of opiates. These are the ephemeral materials of which dreams of flight are made – the dream of a power sphere with the world leader in the Zeppelin's cockpit, the divine Sophist as head mechanic. Götze succeeds in presenting an extremely clear and friendly model; even catastrophes have a human scale with an entertainment value that doesn't evoke a bad conscience.

Götze displays things that Joe Q. Public would only be ashamed to be publicly associated with: honesty, penetrating optimism, megalomania, Monarchism, a belief in technology, infantilism. He manages to gather this confusion under one coat so that it remains plausible as a program. We are left with the question why our world can't function according to these friendly rules. Yes: What was the point of surviving the industrial revolution with all of its inhuman suffering, when we can now afford to have so little fun?

Götze acts in accordance with the categorical imperative: each at his best according to his abilities; and it doesn't hurt anyone – how could it. All actors are exact copies of their master anyway. Pathologists would come to the conclusion that the winding patterns of cranial matter have an ornamental curvature consistent with those that Götze uses as decoration for the creation of clouds. However, doctors are rarely at work here: death is a rarity in this world. And in the case that an actor experiences physical injury, blood is not what exudes from his wounds, but rather silk-screen ink: an artistic tool whose coagulation rate is the ornament.

Ornament der Wolkenbildung verwendet. Allerdings kommt der Mediziner kaum zum Einsatz, in dieser Welt stirbt's sich selten. Und geschieht tatsächlich einem der Akteure ein körperliches Leid, so tritt nicht Blut aus seinen Wunden, sondern eindeutig Siebdruckfarbe, ein künstlerisches Mittel, dessen Gerinnungsfaktor Ornament ist.

Erstaunlich wenig Aphrodisiaka sind beigemischt in das Aroma jener allgegenwärtig aufsteigenden Wölkchen, überhaupt ist das Thema fleischlicher Lust wenig ausgeleuchtet. Diese Bilderwelt pflanzt sich im Geistigen fort, es ist der immergleiche Conquistador, der, forschen Schrittes, seine Papierwelten erobert. Wohl ist es die Scheu des erfahrenen Seemanns vor weiblicher Begleitung während strapaziöser Entdeckungsreisen, die sich da festgesetzt haben mag. Die betäubende Wirkung des Erotischen läßt den klaren Blick verschwimmen, der nötig ist, um die Präzisionsinstrumente des Forschers zu bedienen. Wenn überhaupt, so stellt sich das Moment des Weiblichen ein in jenen ausgewogenen Räumen der Besinnung, die der Weltreisende in den spärlich bemessenen Zeiten der Entspannung vor neuen, herausfordernden Abenteuern aufsucht.

Rüdiger Giebler

Surprisingly few aphrodisiacs are mixed in the aroma of that constantly rising cloud; in general the subject of physical lust is hardly illuminated. This world of images extends into the intellectual and spiritual realm; it is the same Conquistador who, striding self-confidently, conquered his worlds of paper. What lives on here is probably the sailors` avoidance of female accompaniment during exhausting passages of discovery. The numbing effect of the erotic causes the clear view to become hazy – the view one needs to operate the researcher's precision instruments. If at all, the feminine moment is introduced in those balanced spaces of retrospection that the world traveller seeks in the short periods of relaxation before a new adventure serves as the next challenge.

Rüdiger Giebler

Der Sommer 1997, Acryl auf Leinwand

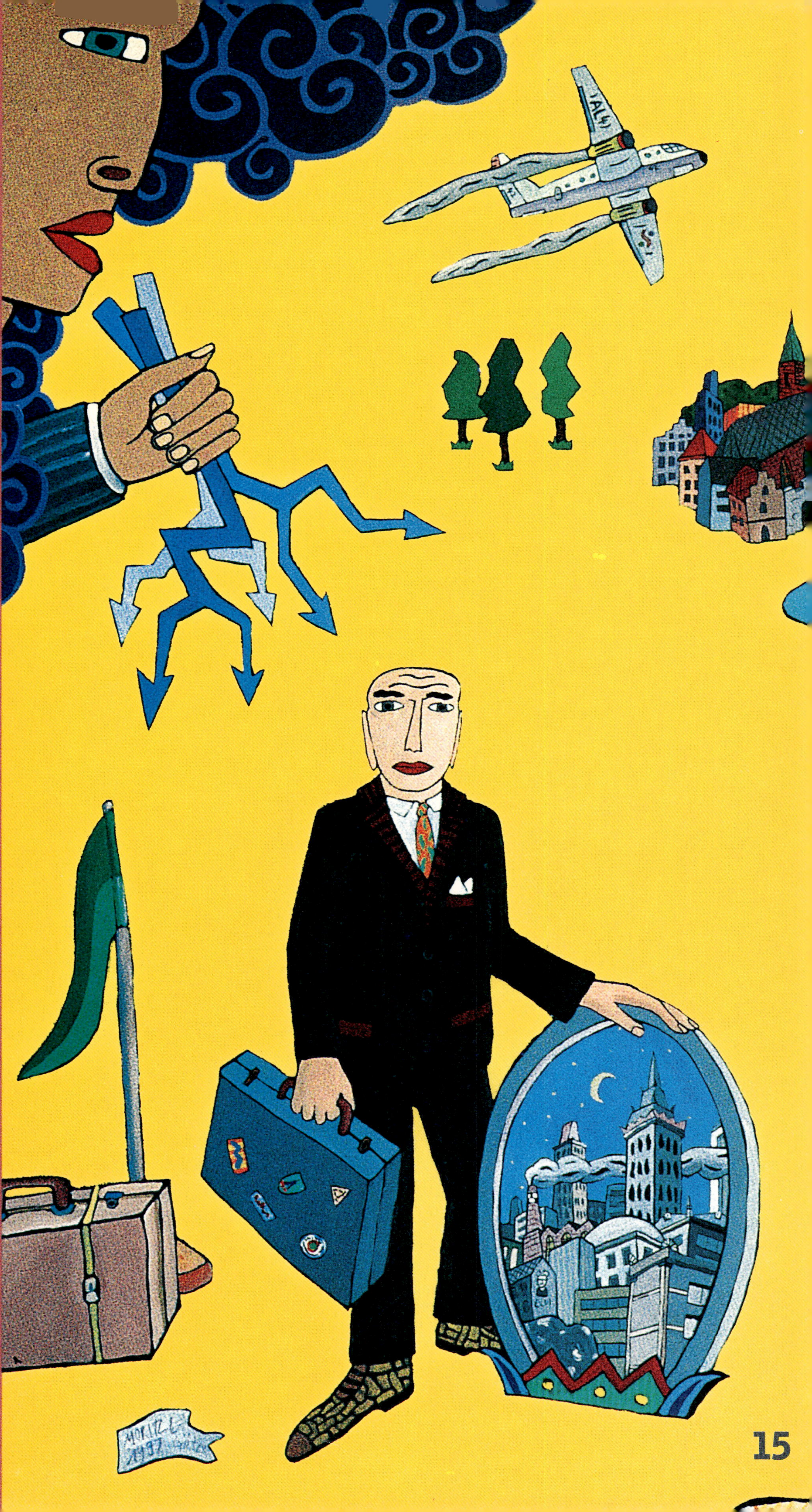

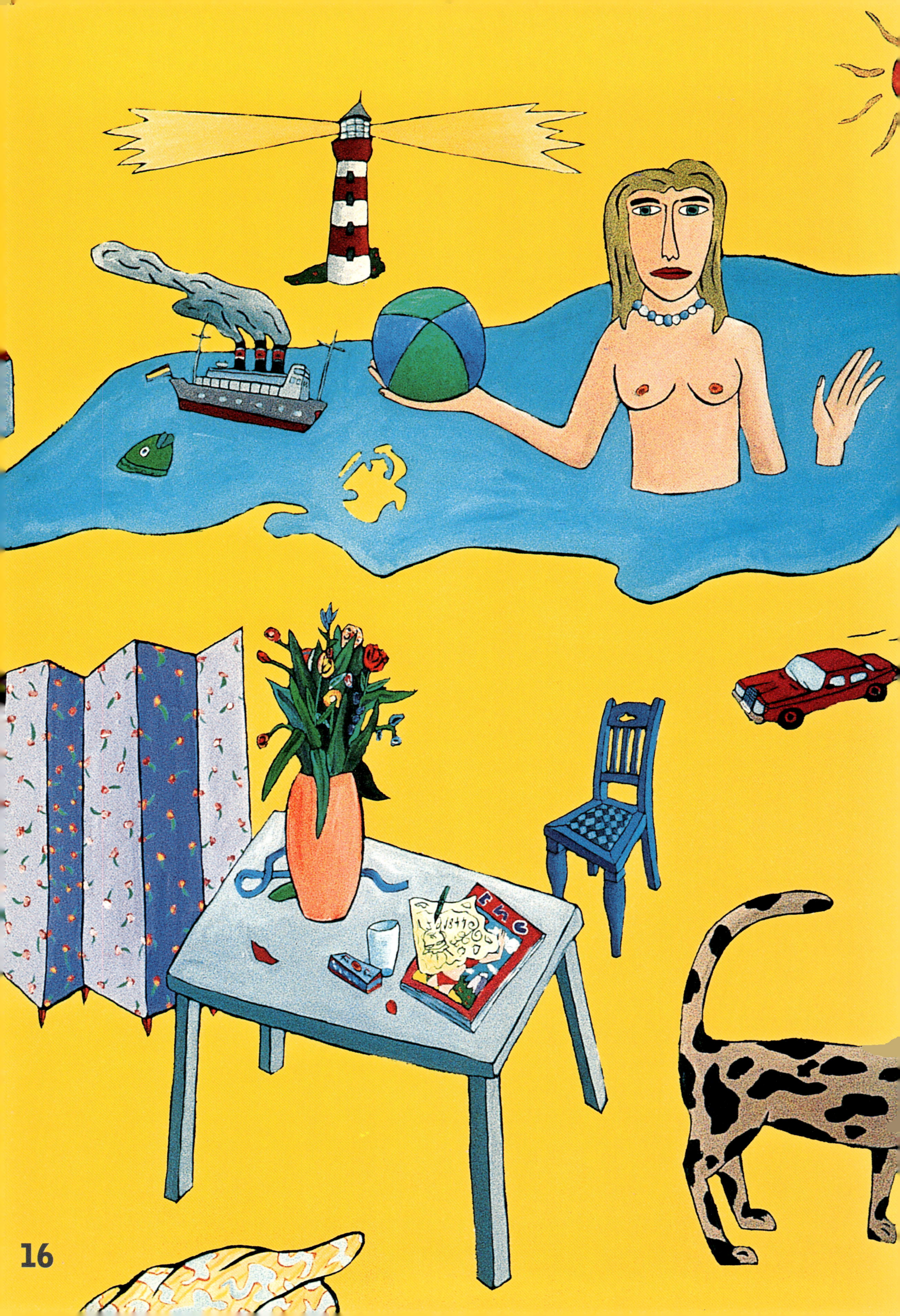

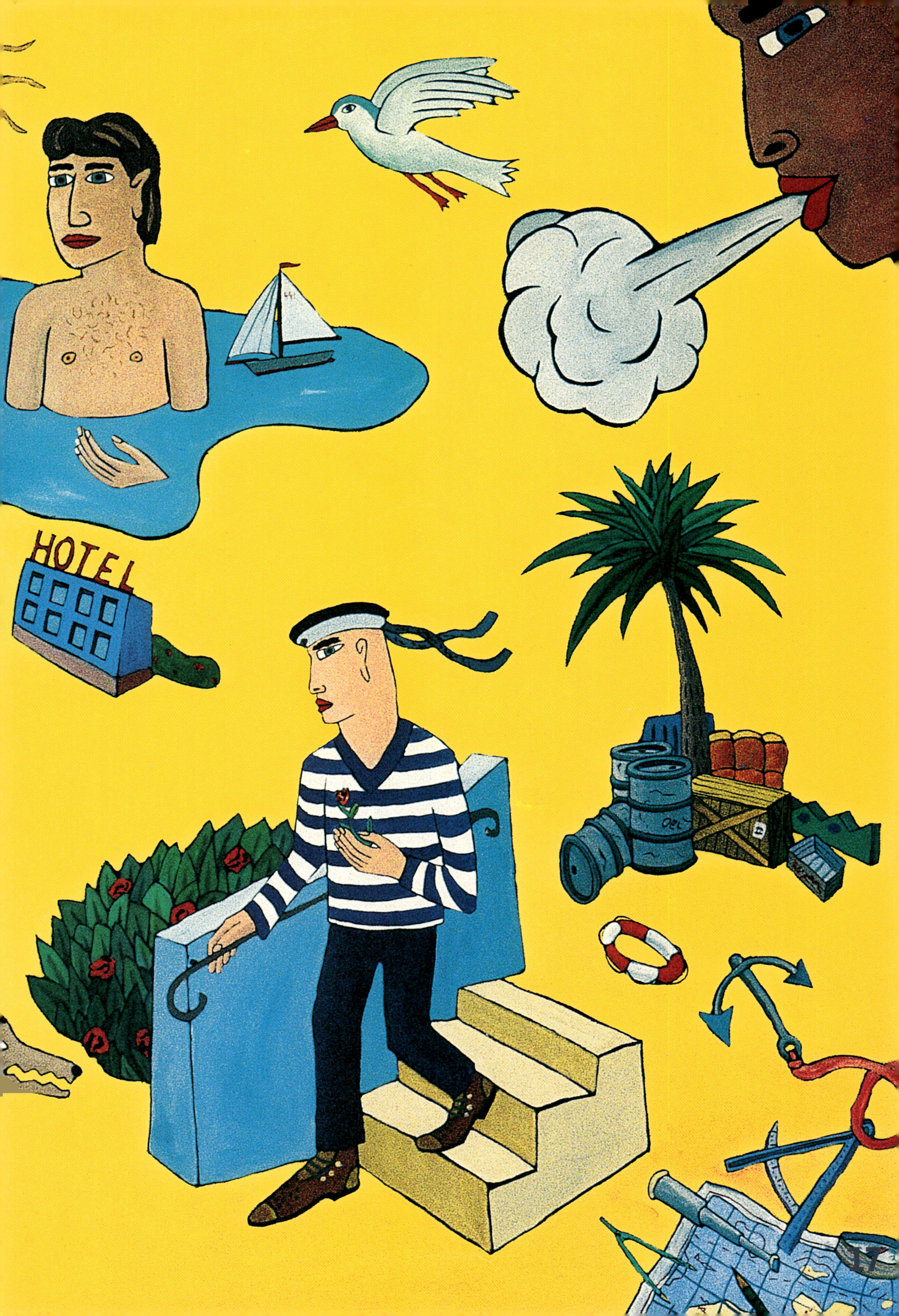
HOTEL

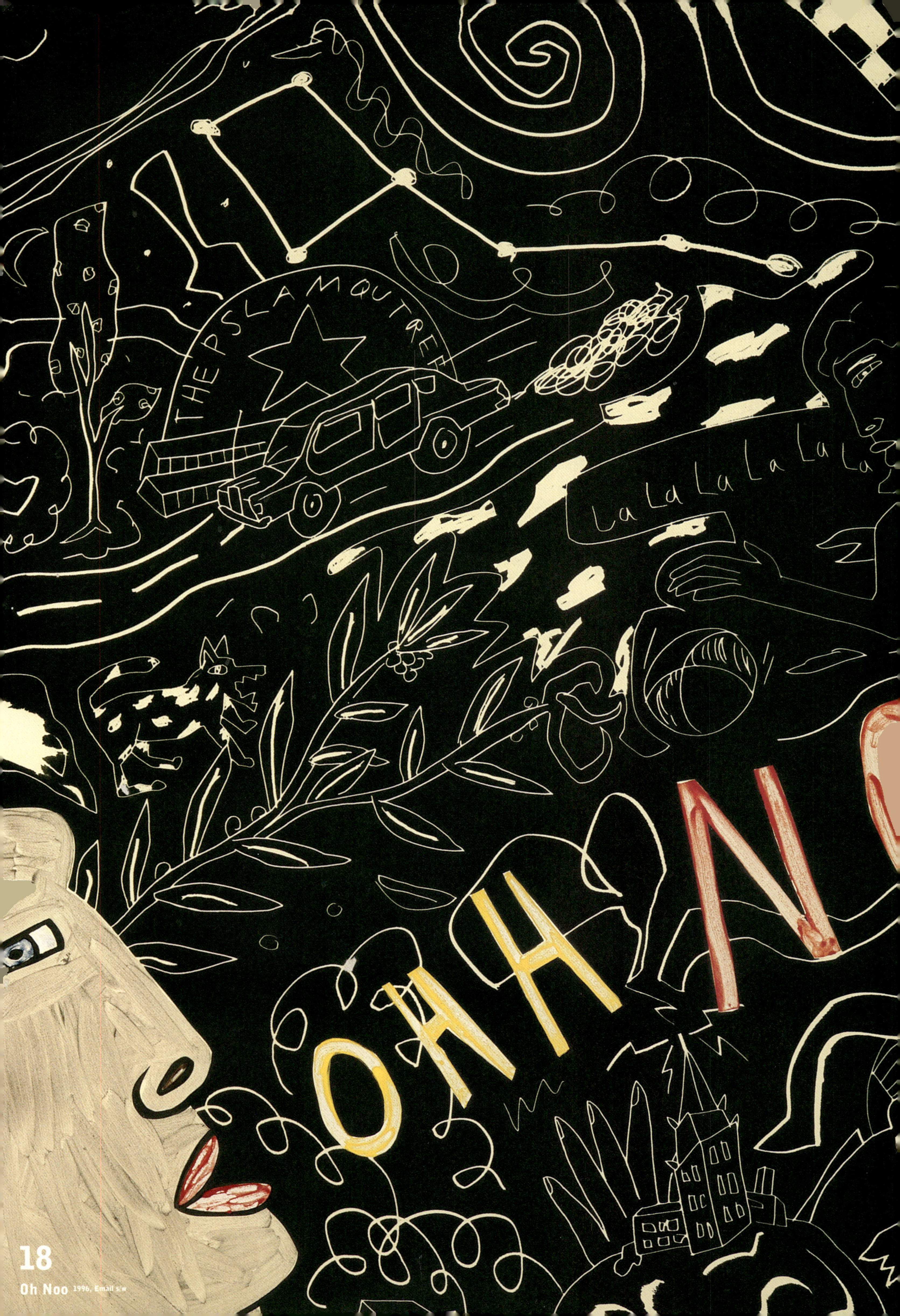

18

Oh Noo 1996, Email s/w

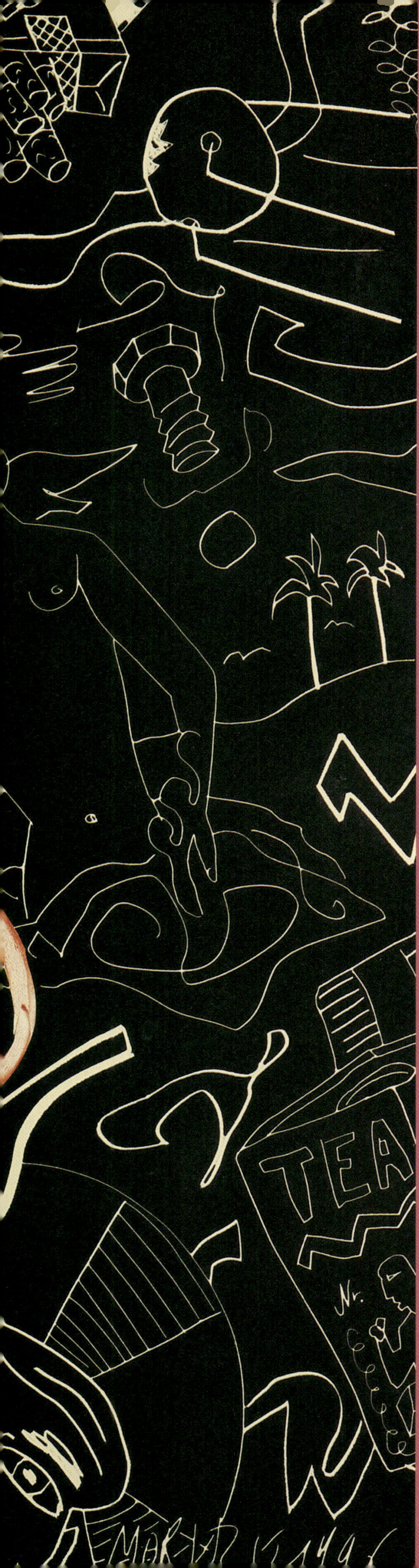

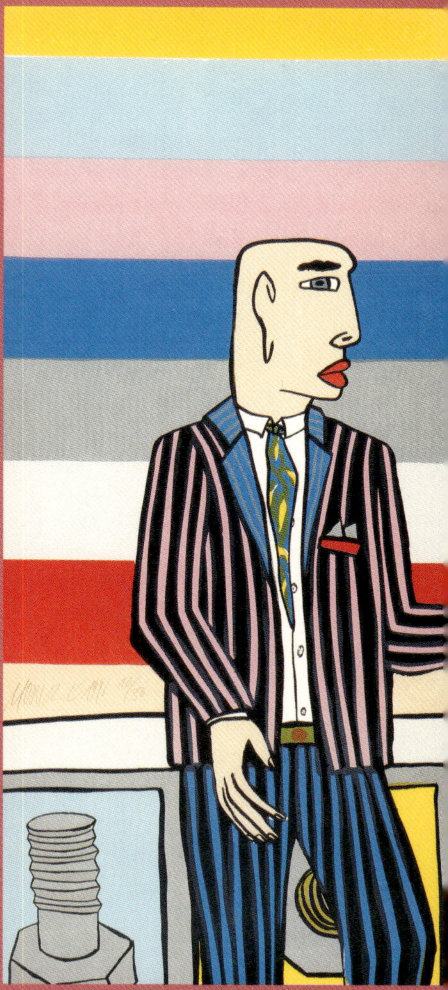

Mysterium Nocis Macrocosmicae Pulchra 1996, Serigrafie

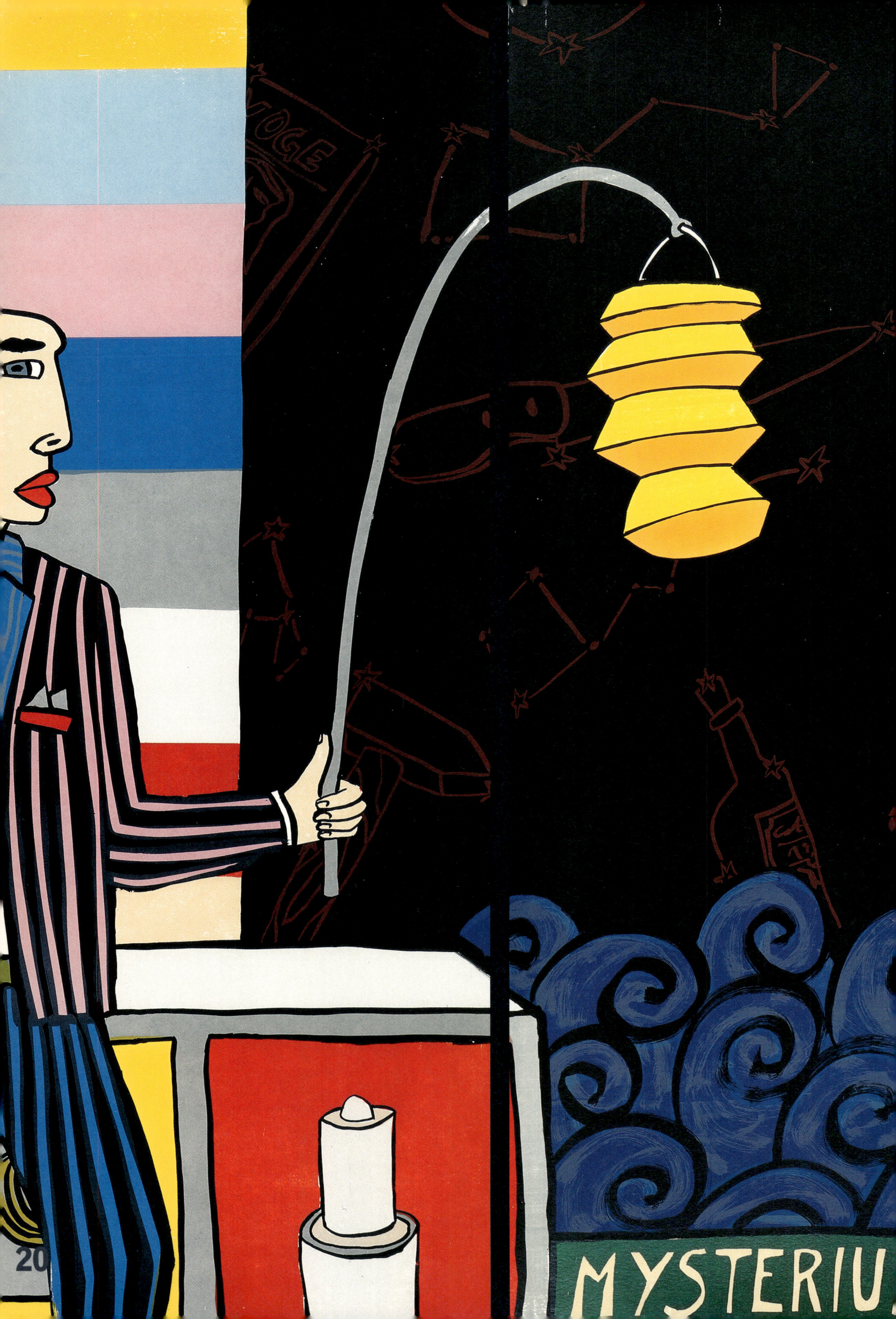
MYSTERIU

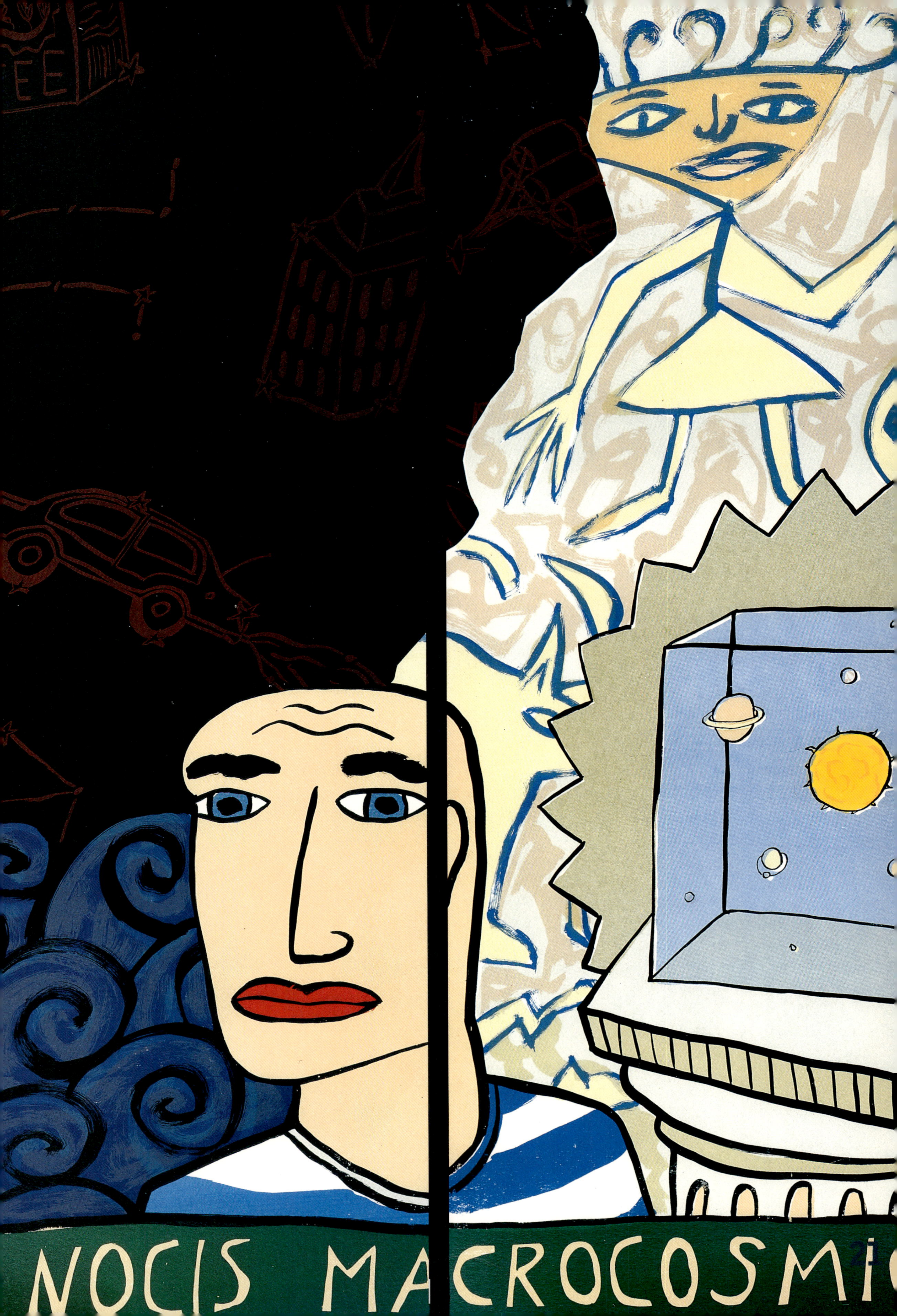
NOCIS MACROCOSMIC

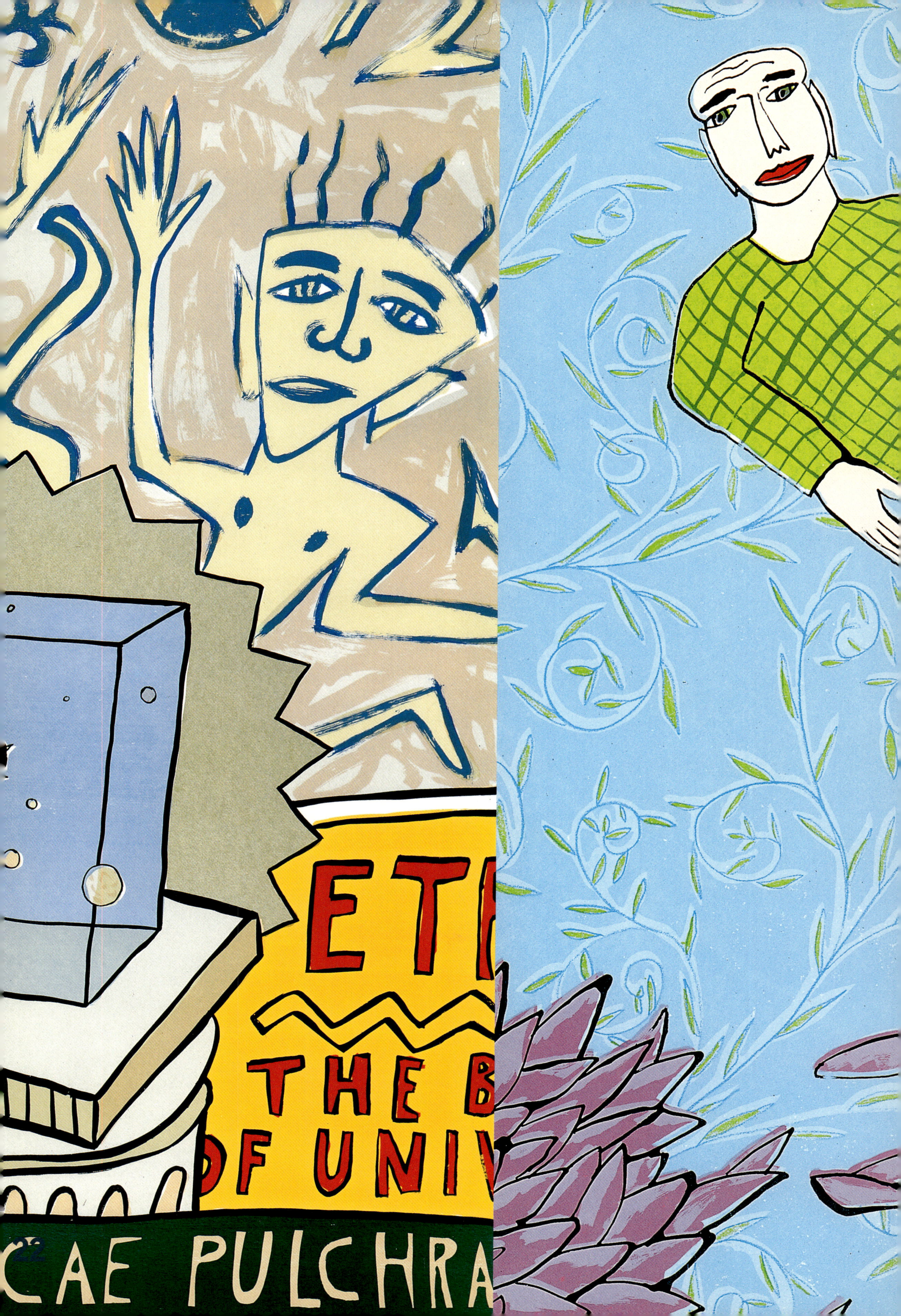
ET
THE B
OF UNIV
CAE PULCHRA

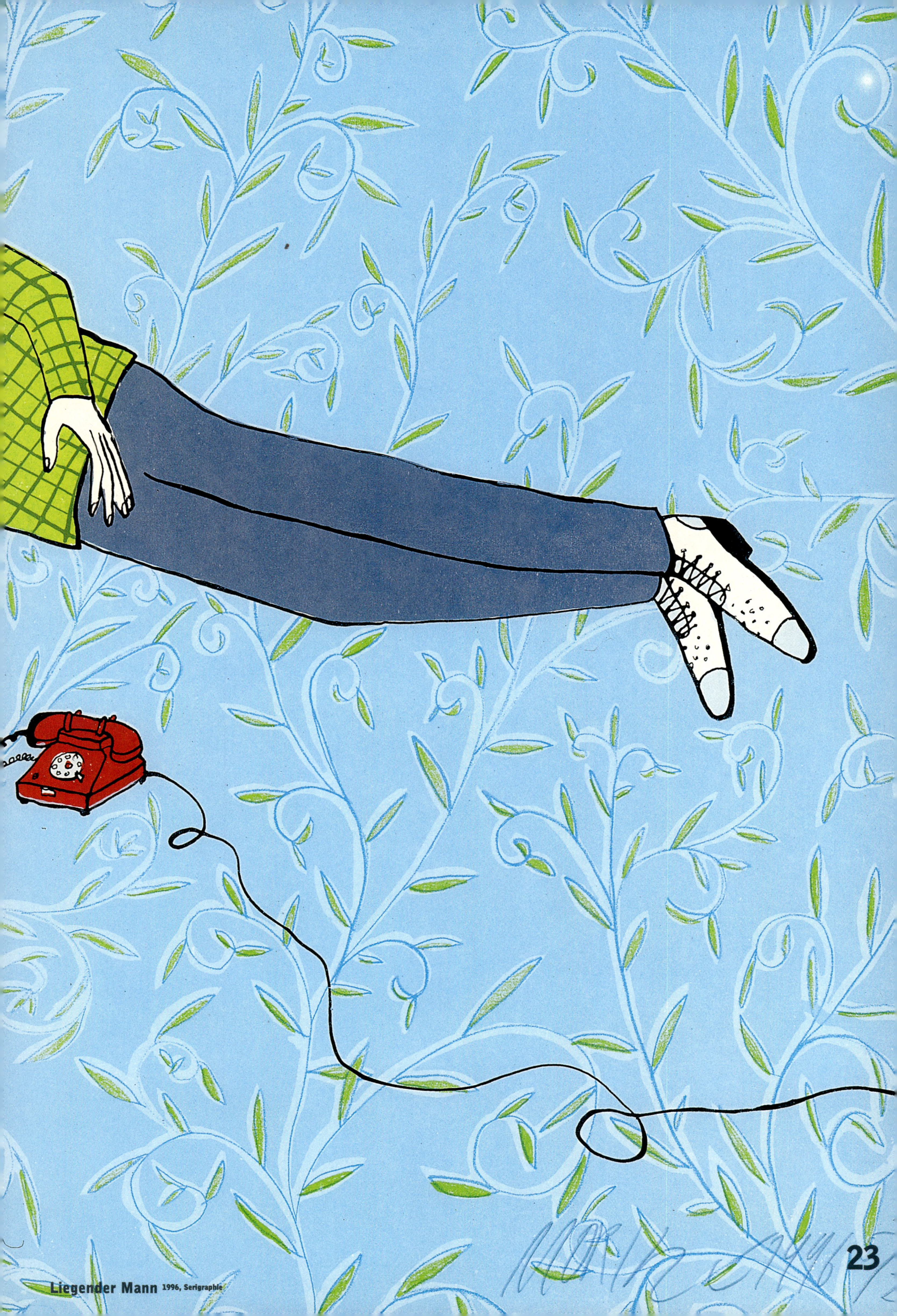

Liegender Mann 1996, Serigraphie

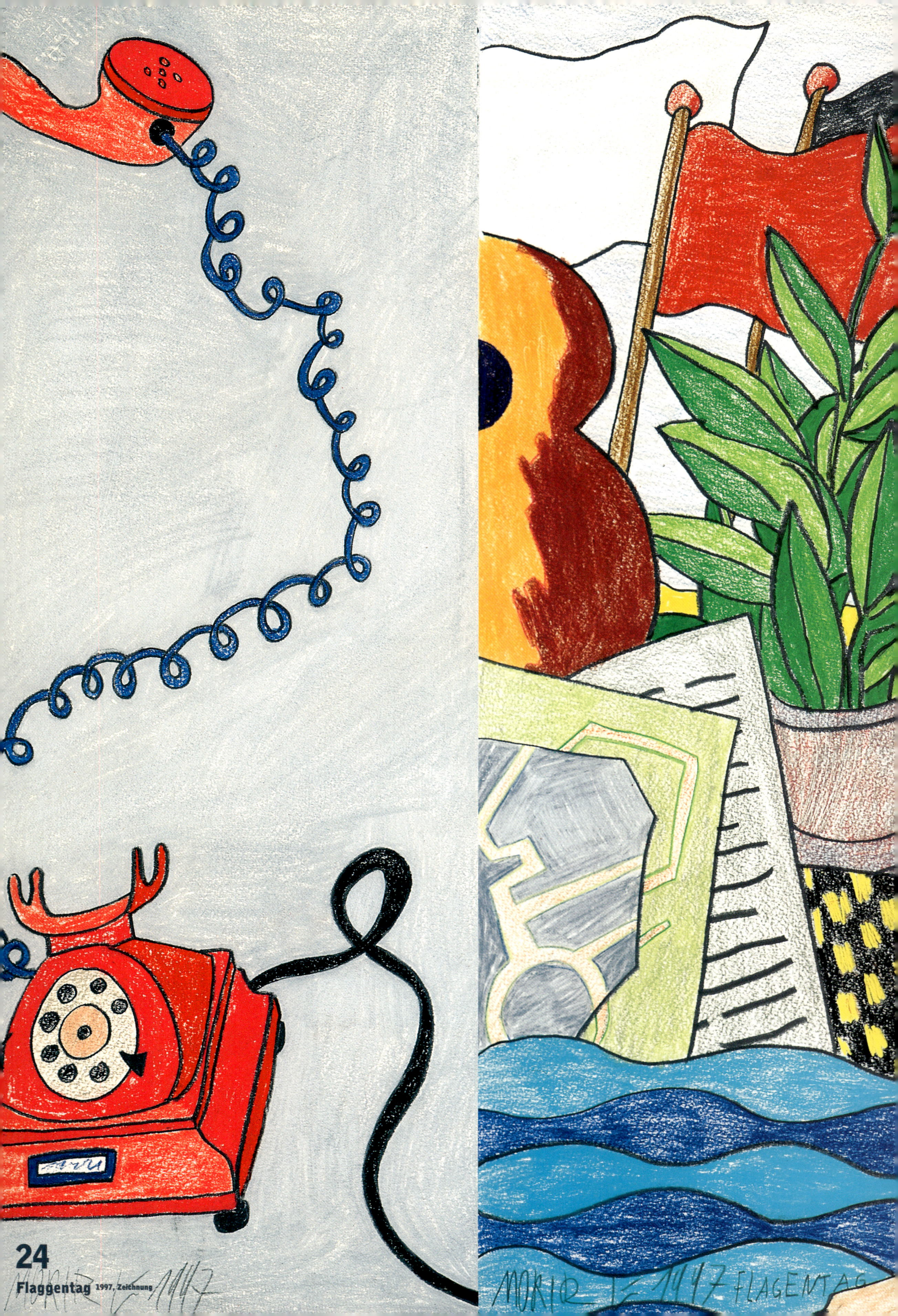

Flaggentag 1997, Zeichnung

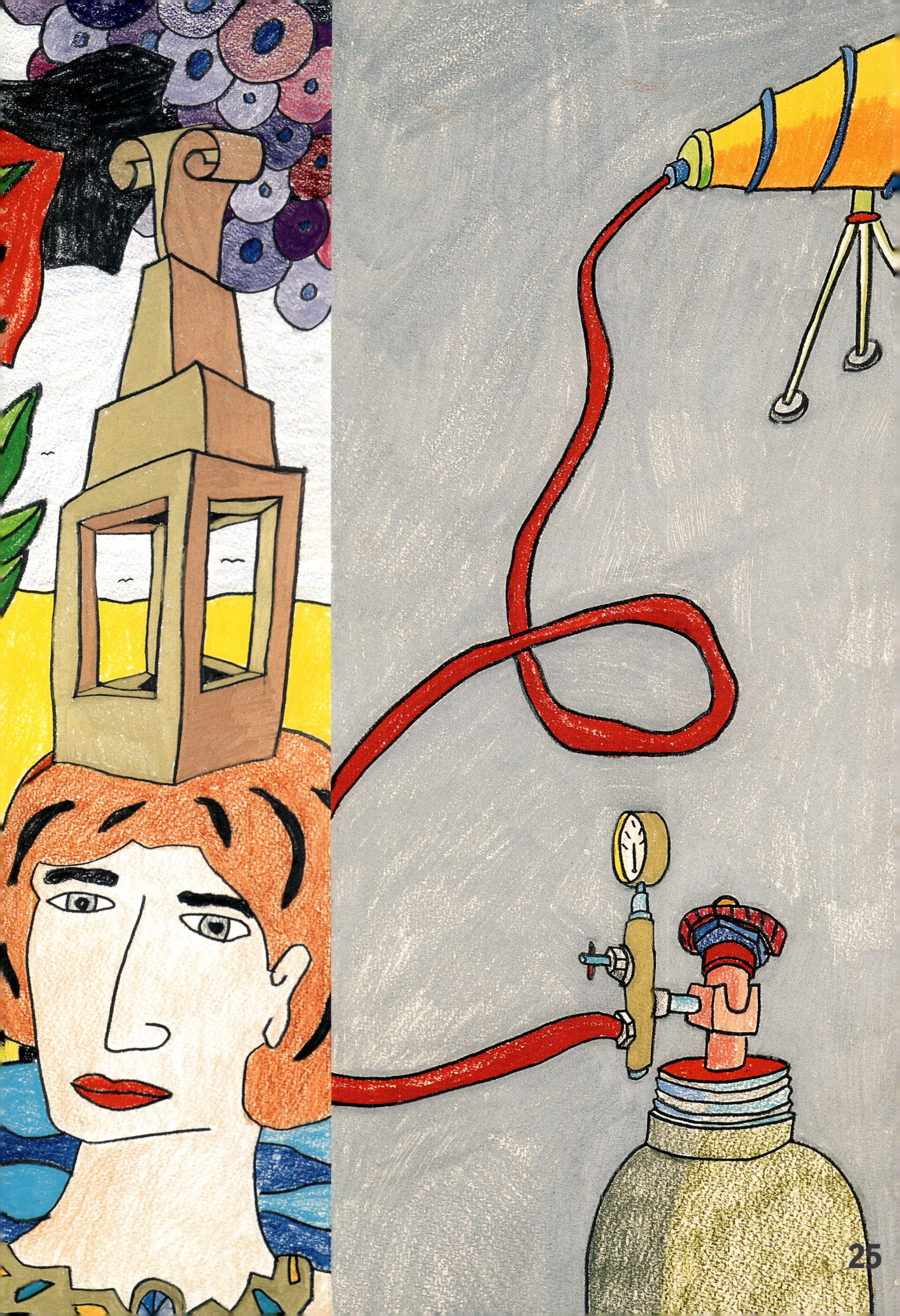

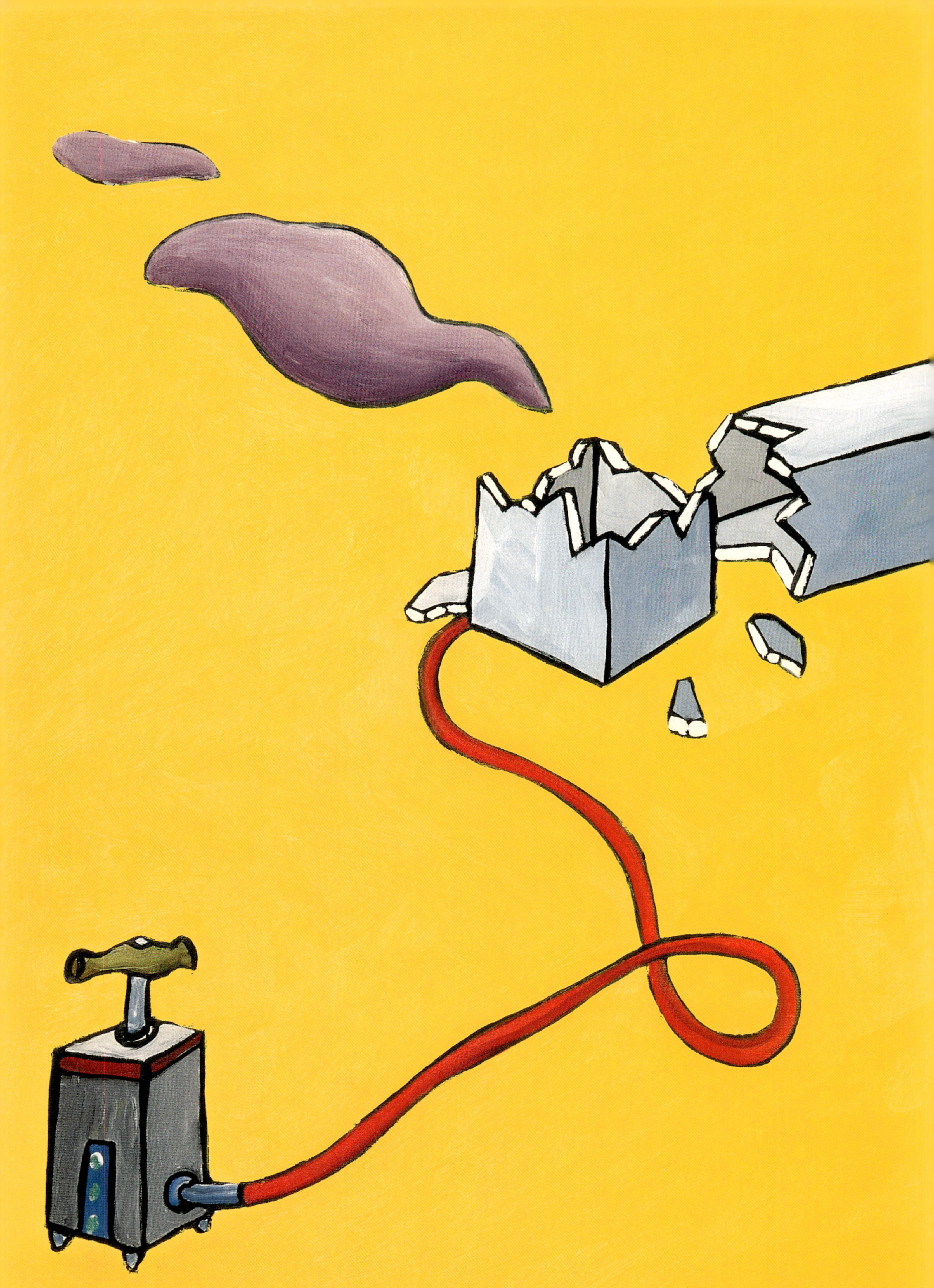

26

Der letzte Atem 1996, Öl auf Leinwand

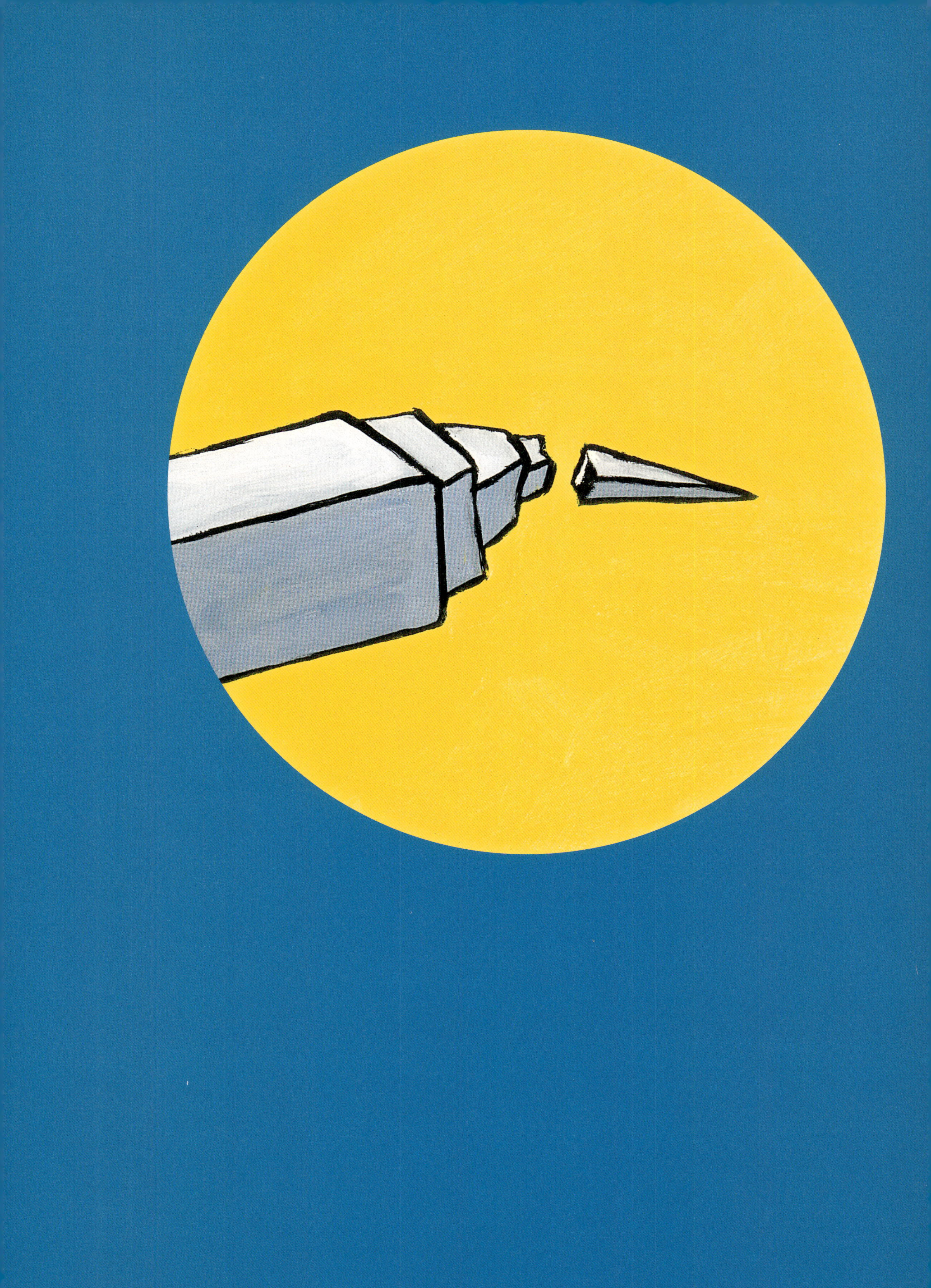

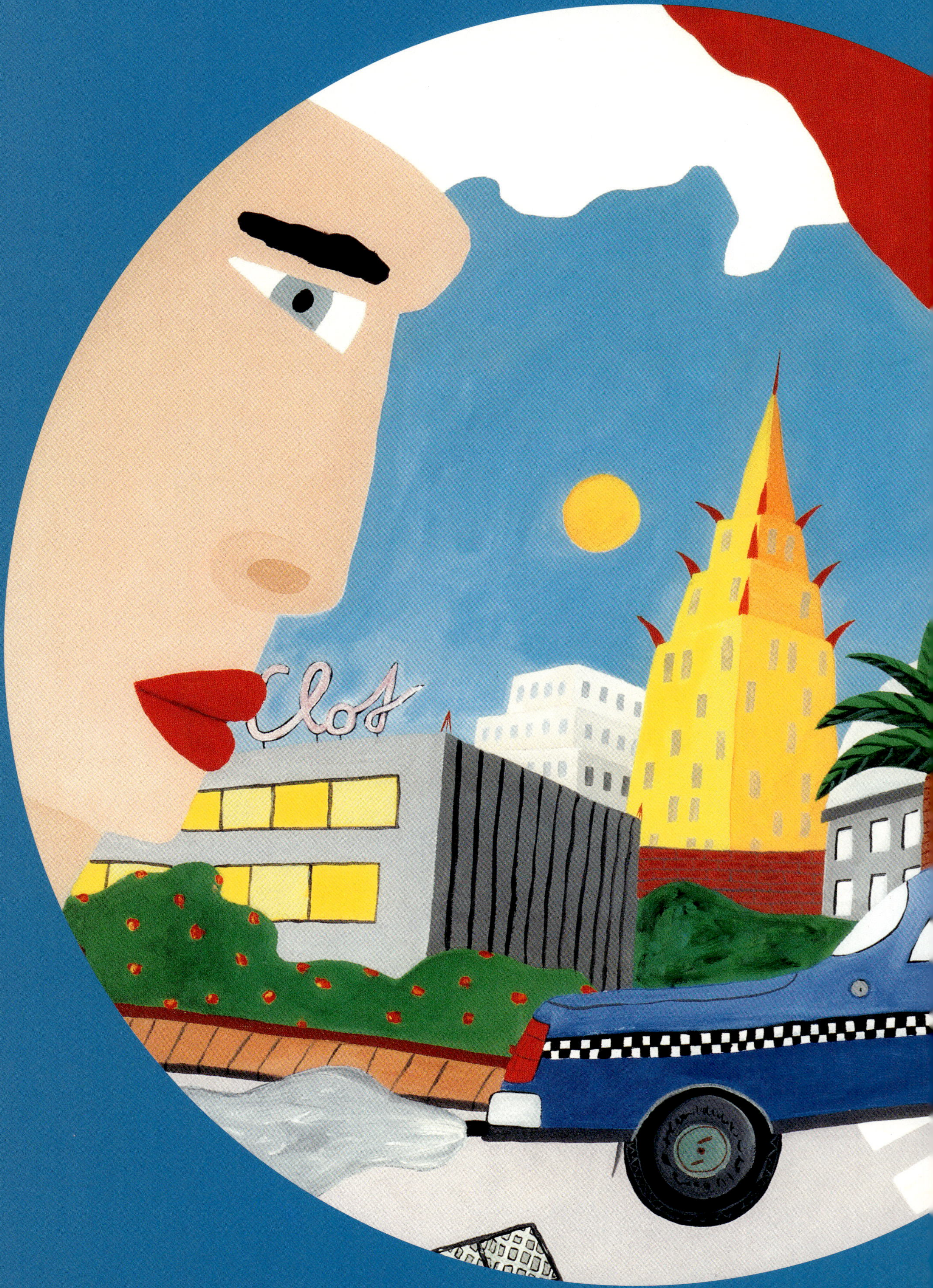

Mann in Stadt 1994, Acryl auf Leinwand **Frau im Zimmer** 1994, Acryl auf Leinwand

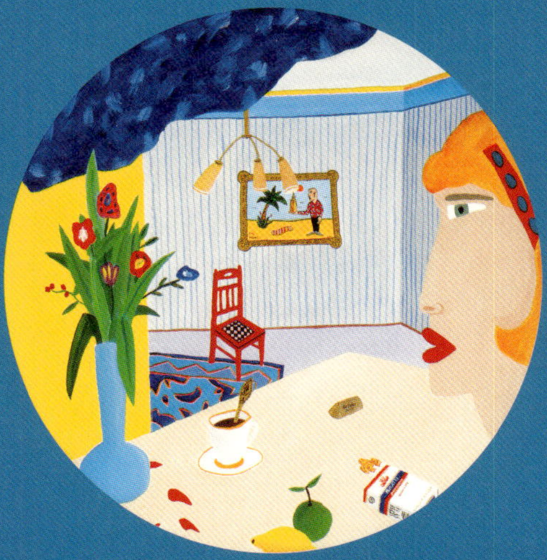

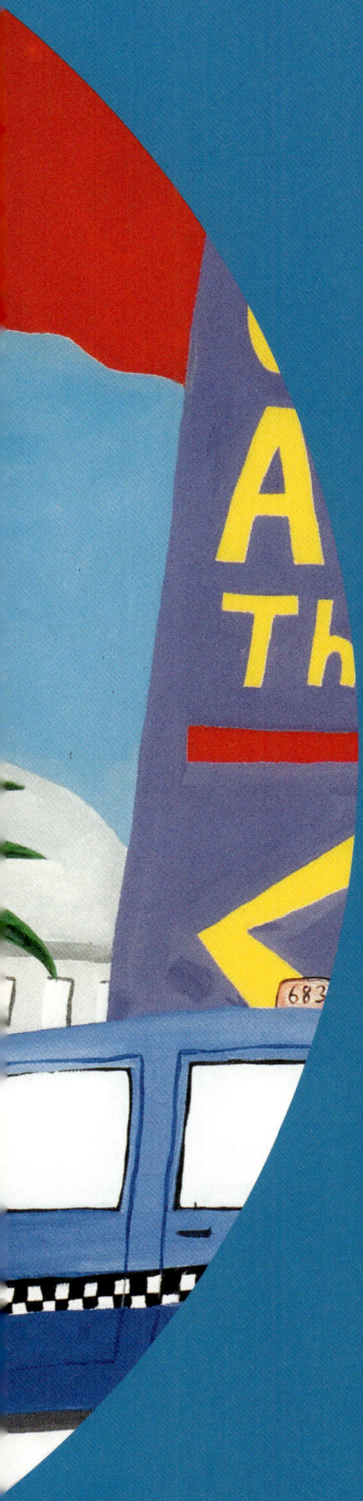

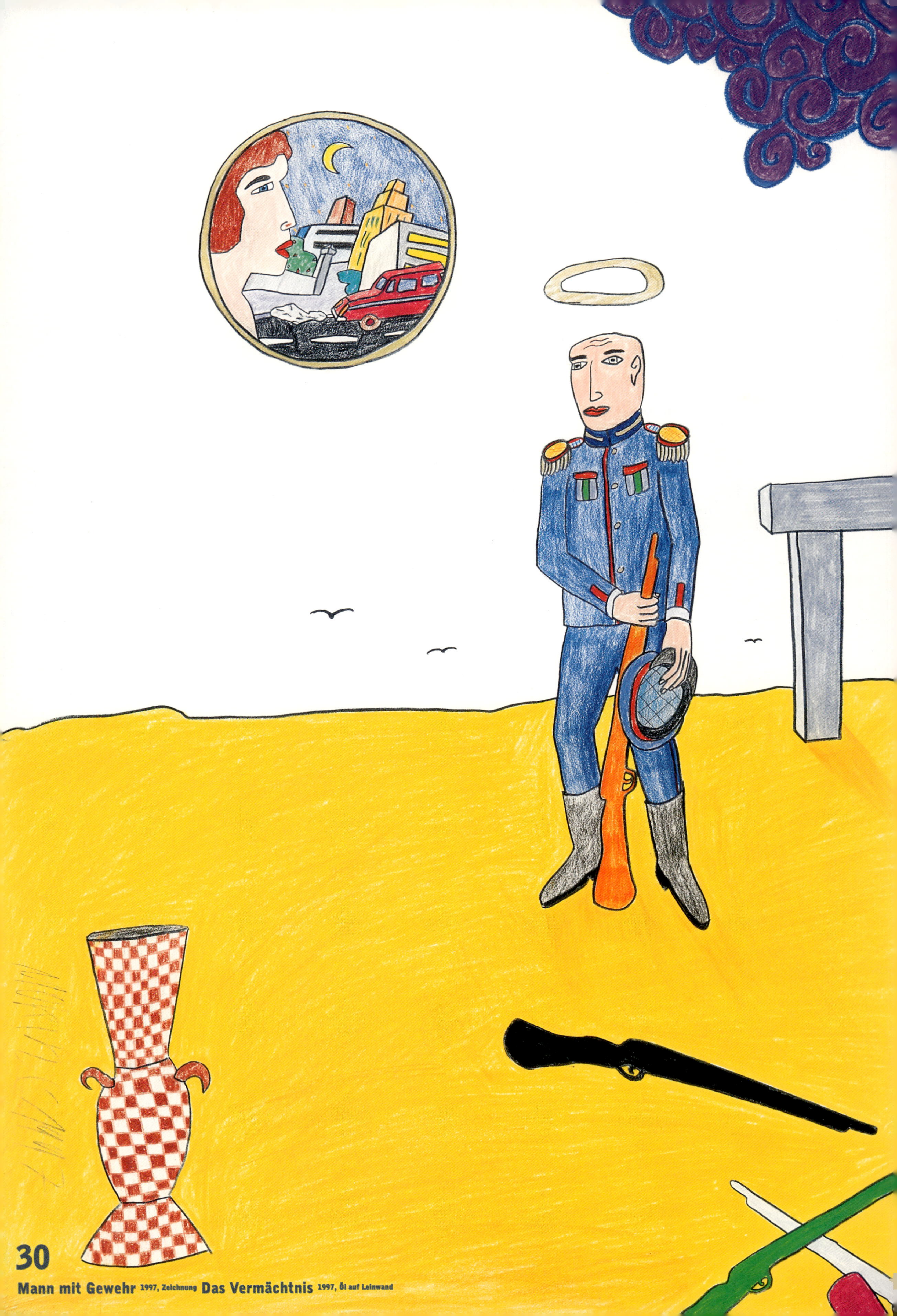

Mann mit Gewehr 1997, Zeichnung **Das Vermächtnis** 1997, Öl auf Leinwand

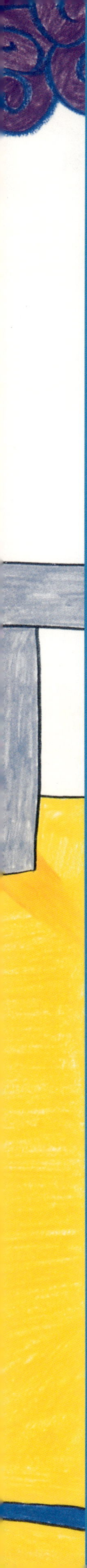

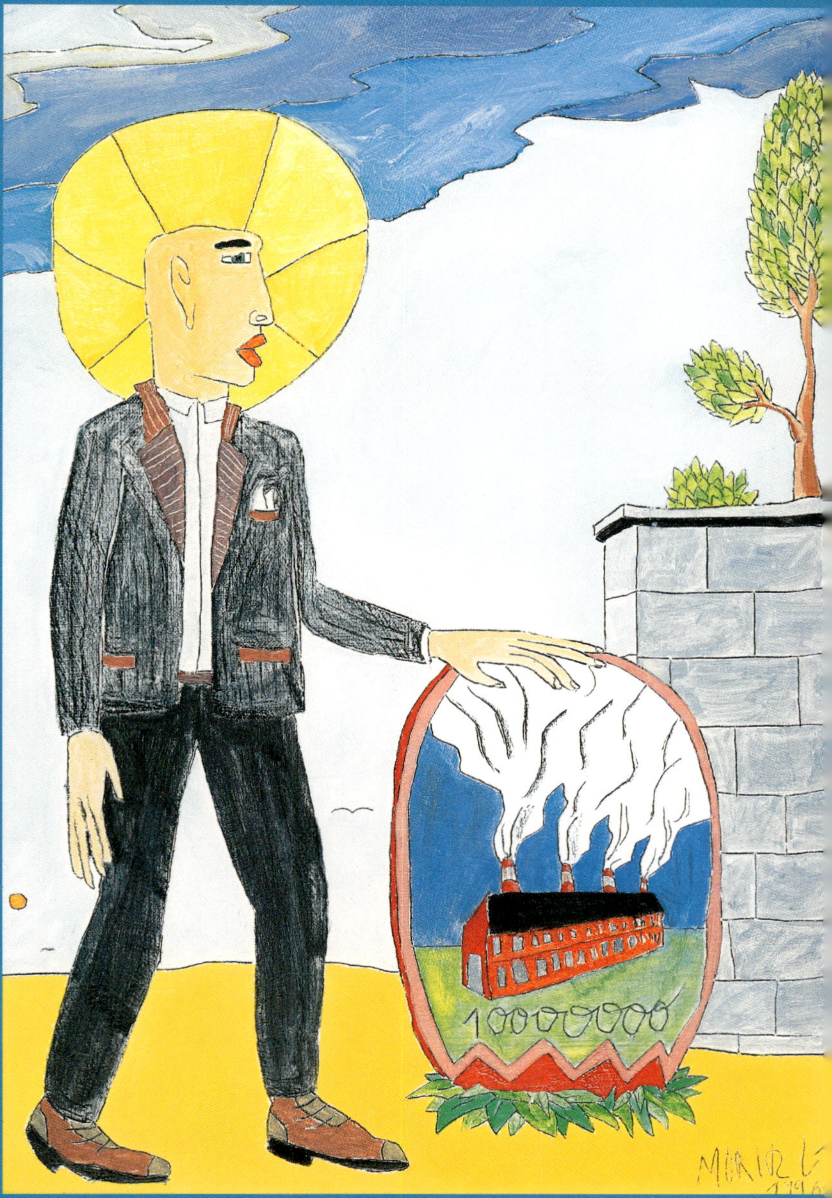
10000000

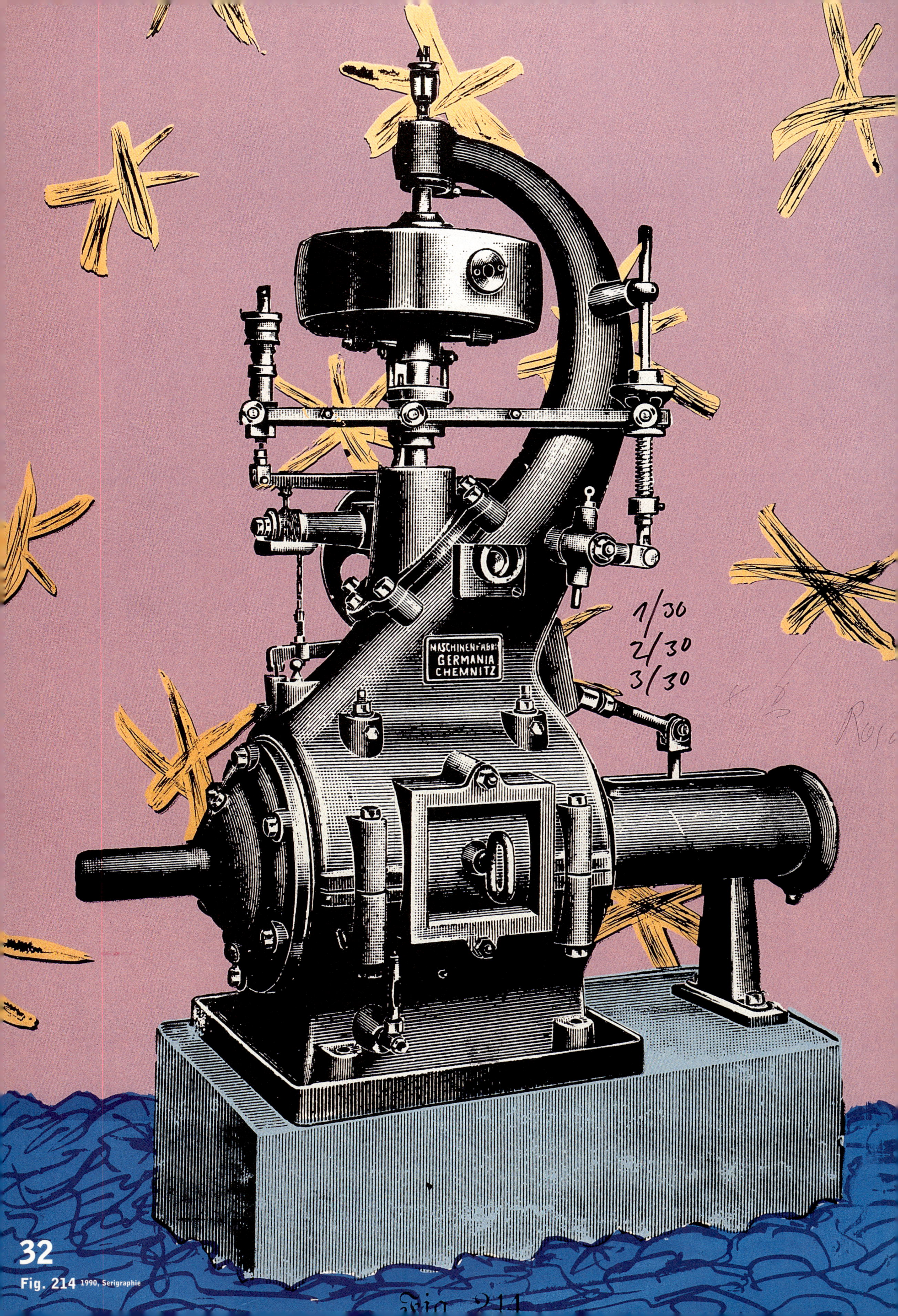

Fig. 214 1990, Serigraphie

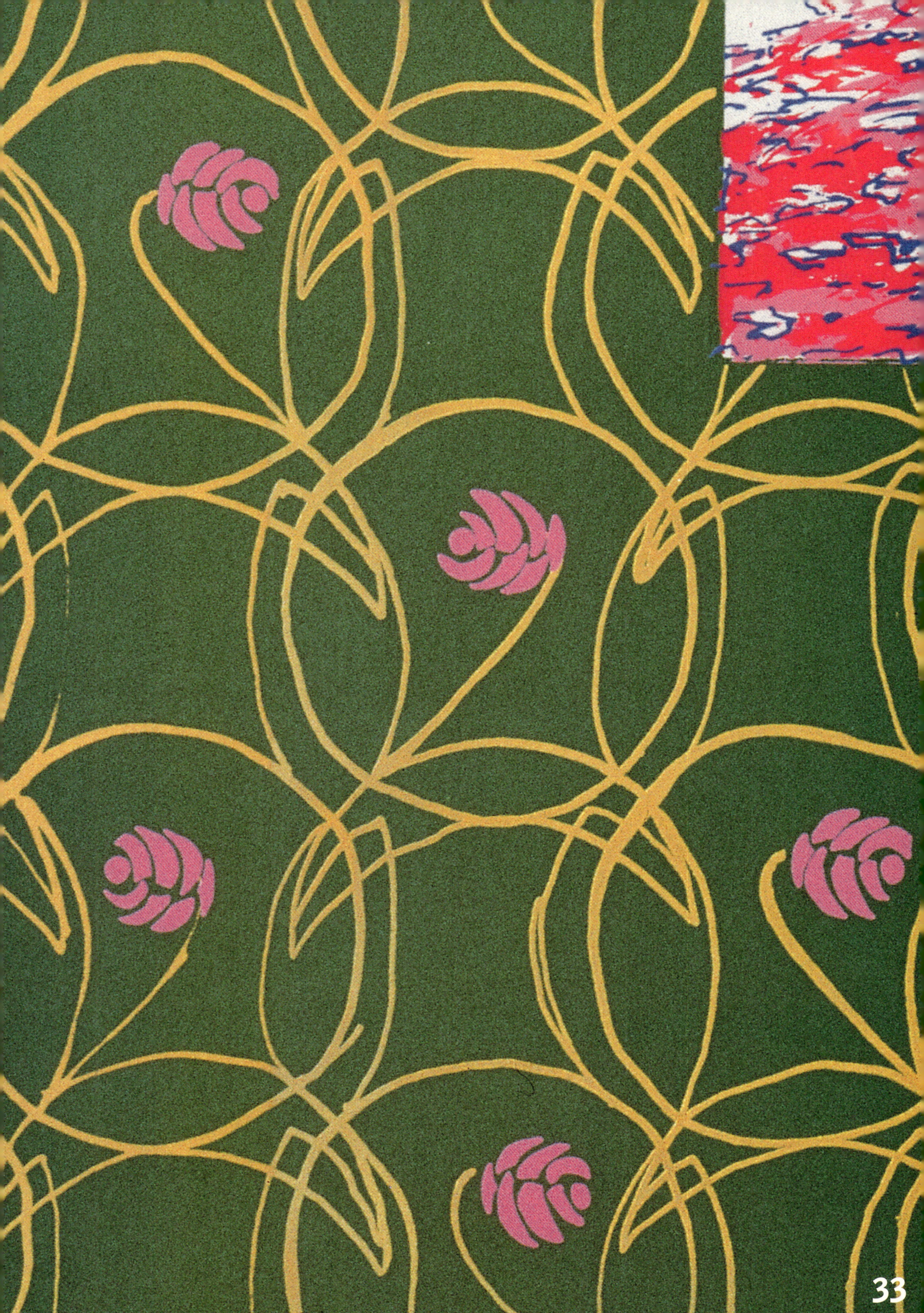

Westlöffel & Ostkaffee (Detail) 1988, Serigraphie

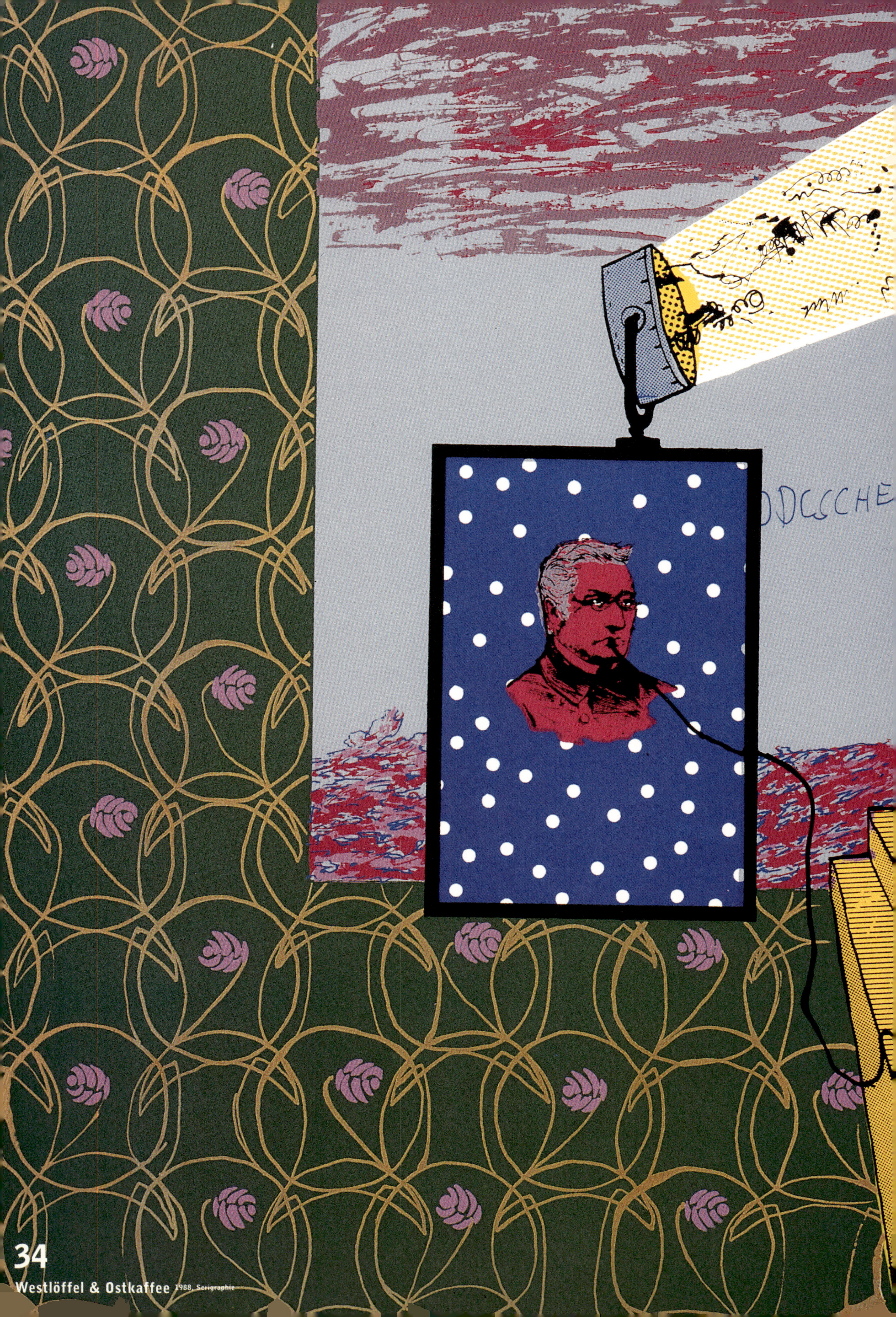

34

Westlöffel & Ostkaffee 1988, Serigraphie

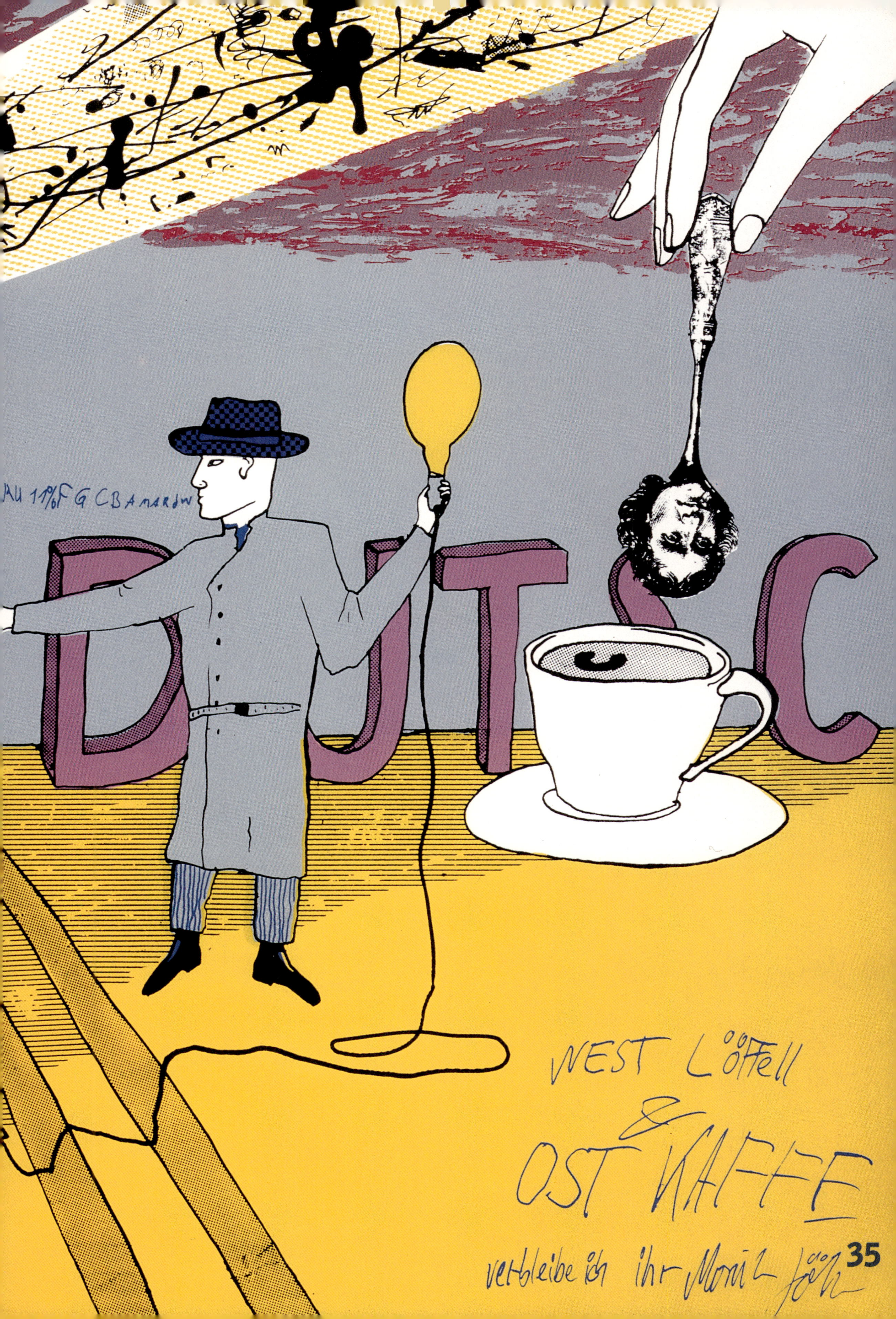
WEST Löffell
&
OST KAFFE
verbleibe ich ihr Moritz

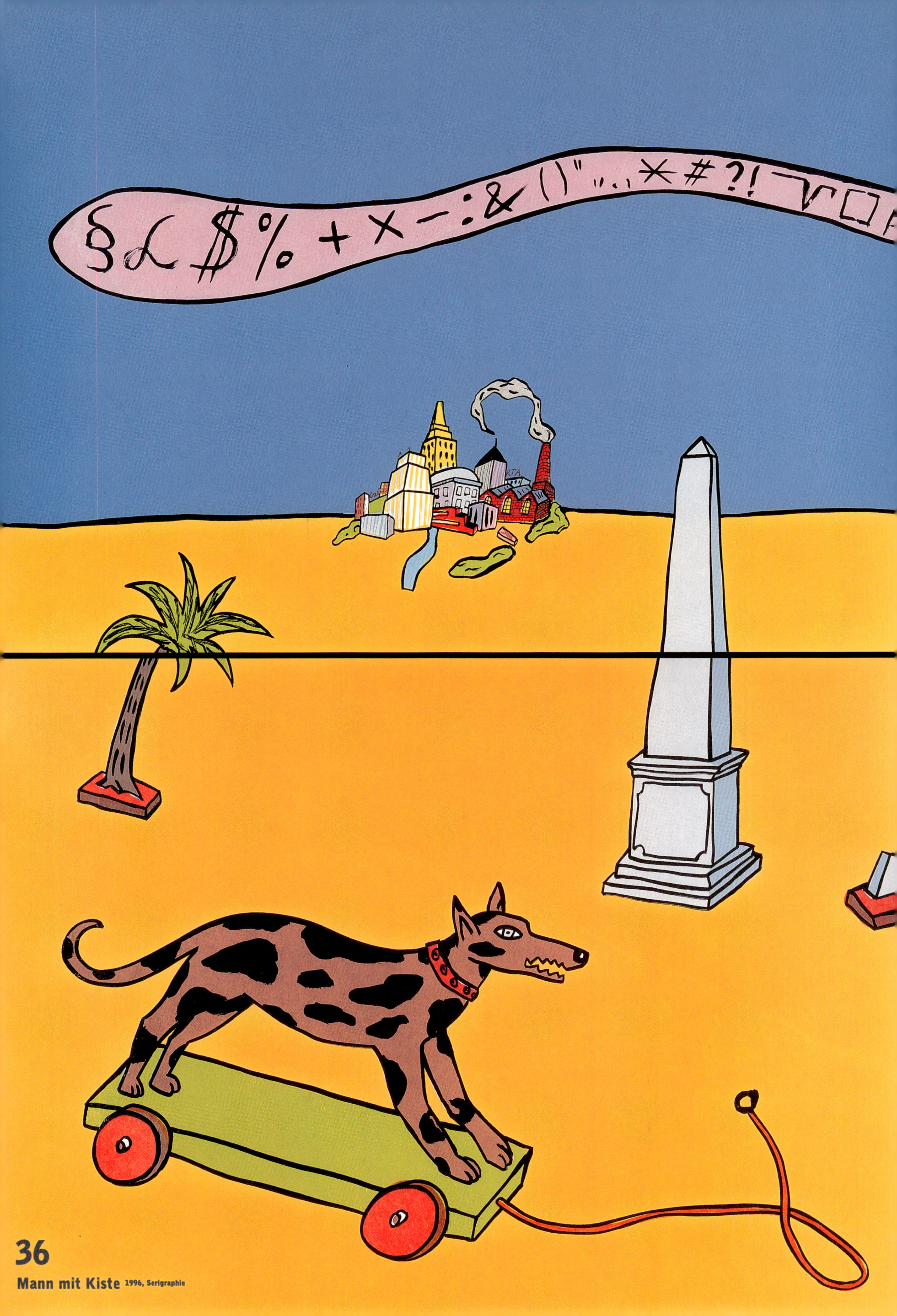

Mann mit Kiste 1996, Serigraphie

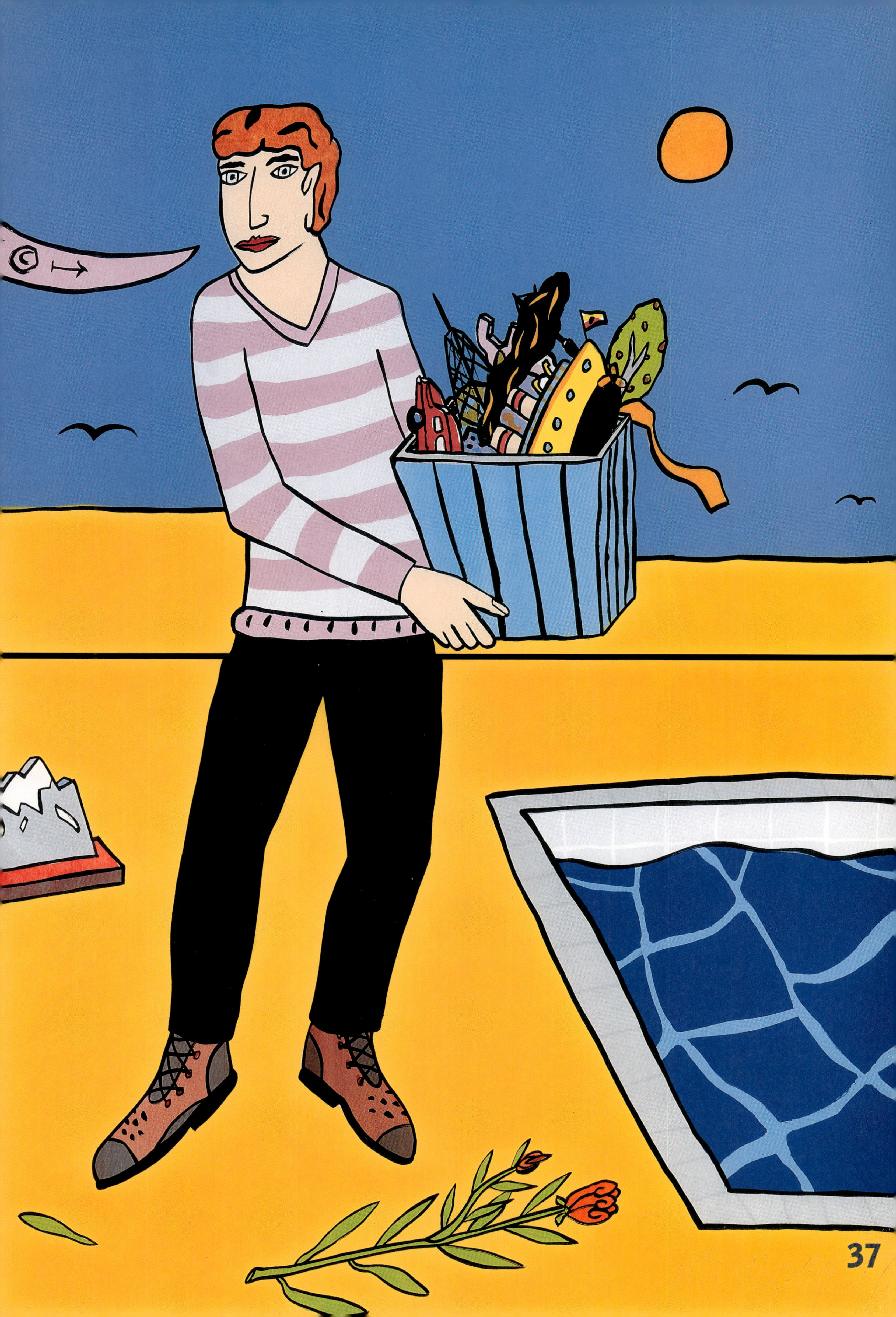

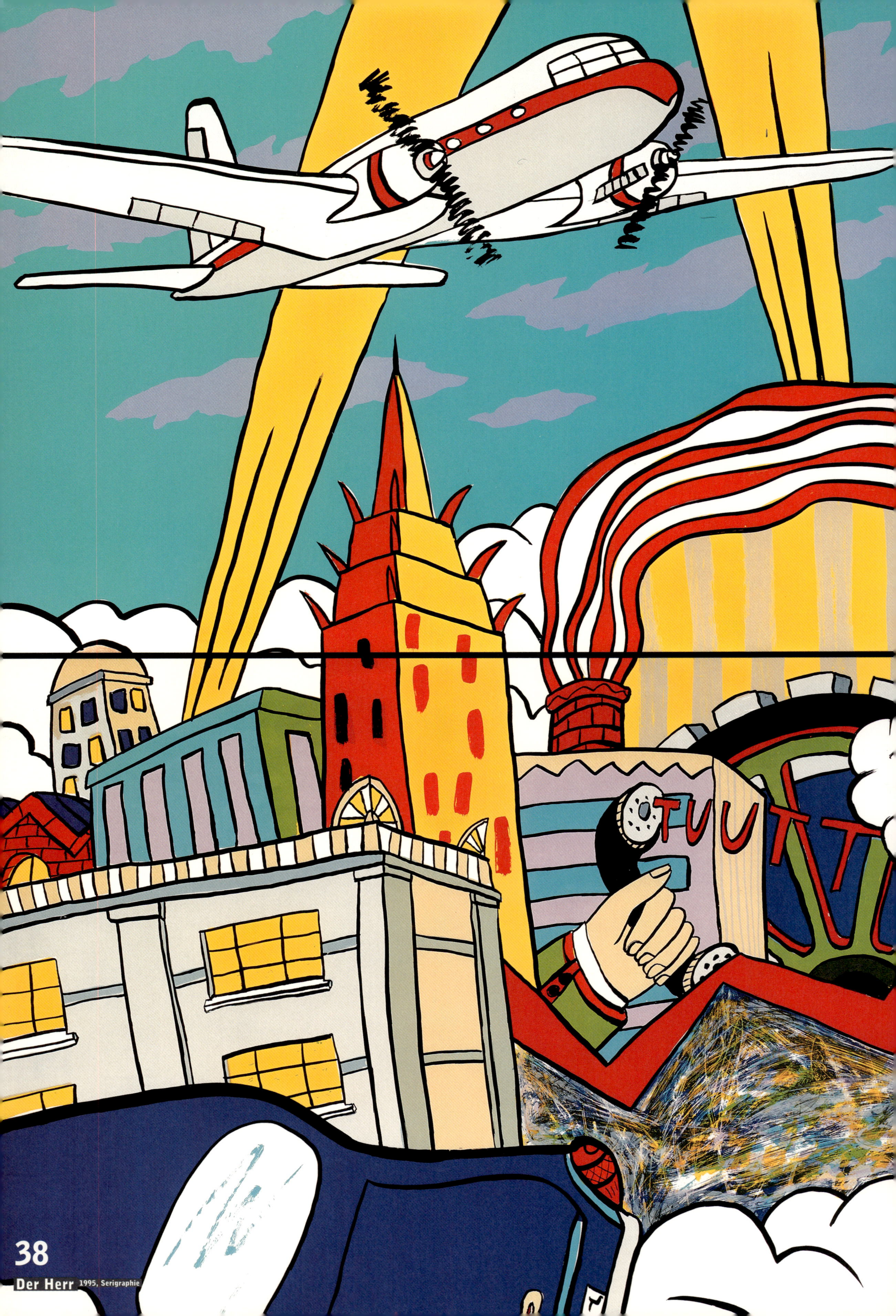

Der Herr 1995, Serigraphie

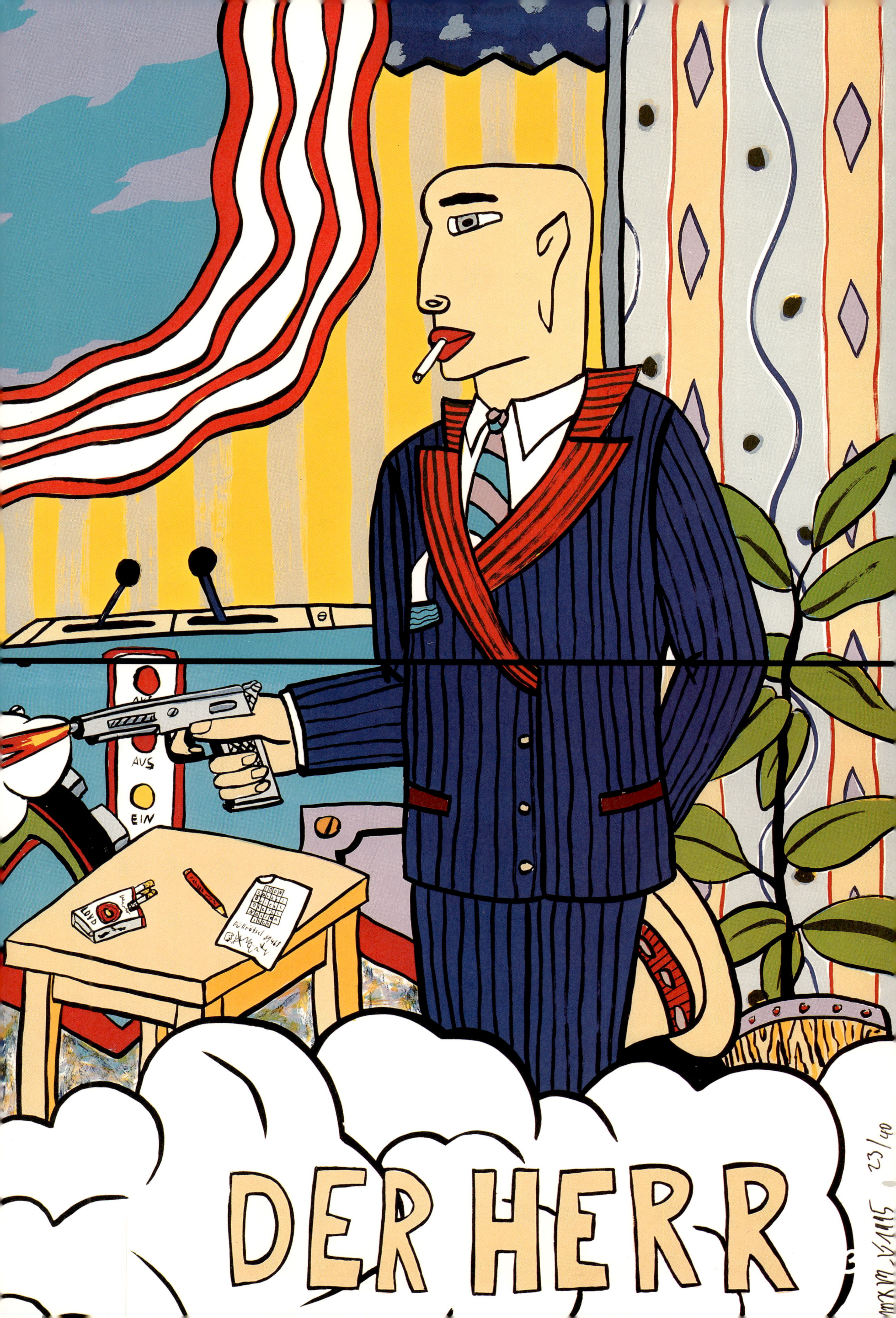
AUS
EIN
23/40
DER HERR

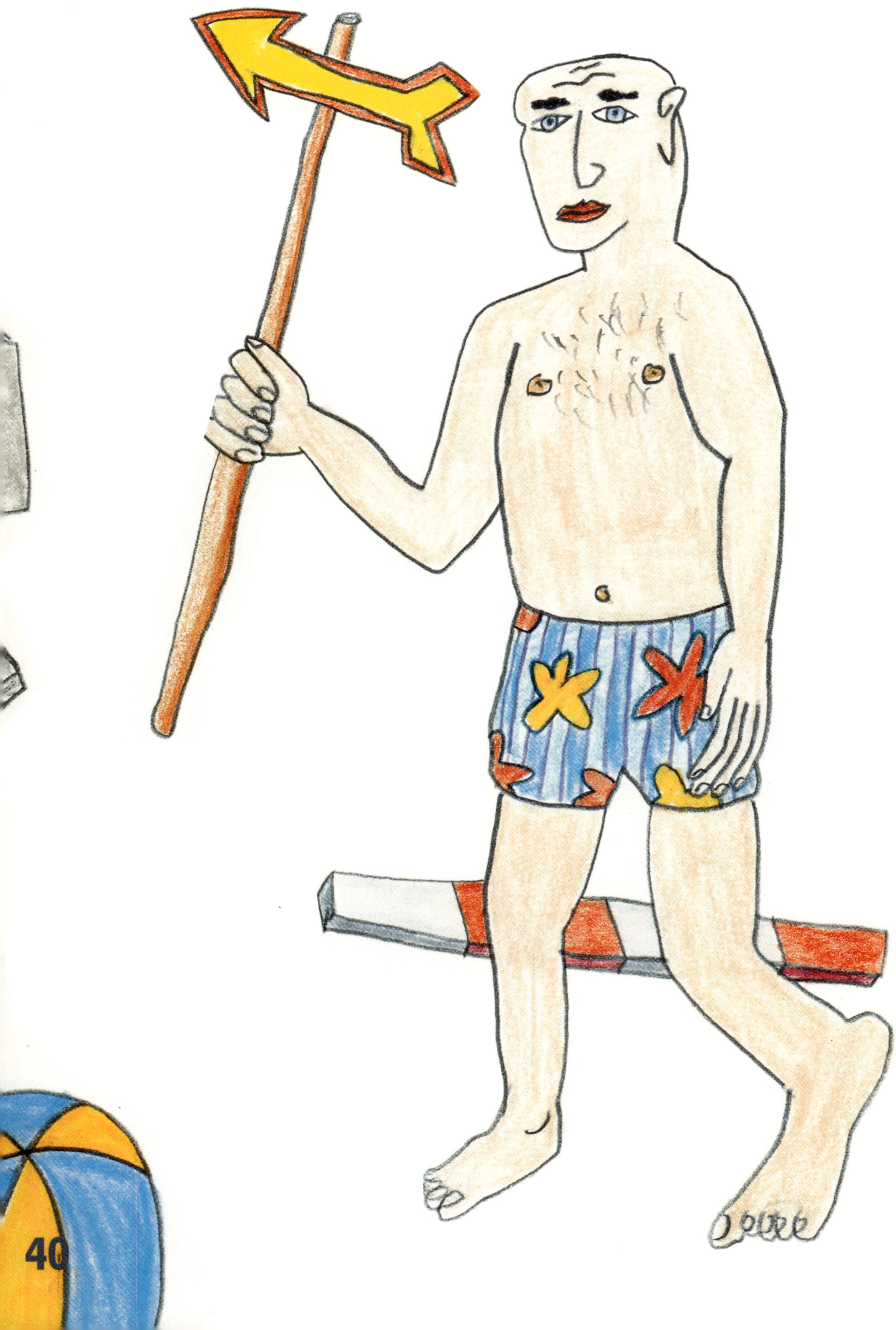

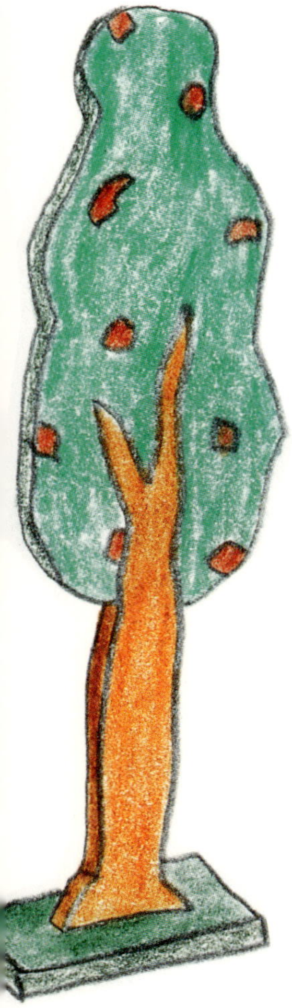

Sommer 68 (Detail) 1996, Zeichnung

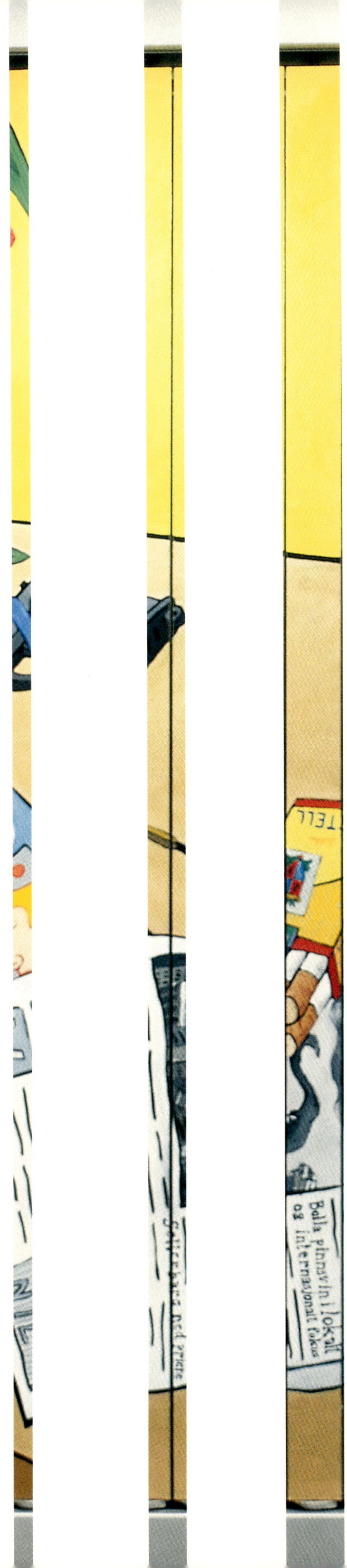

Prismendrehwand (a) 1997, Acryl auf Leinwand

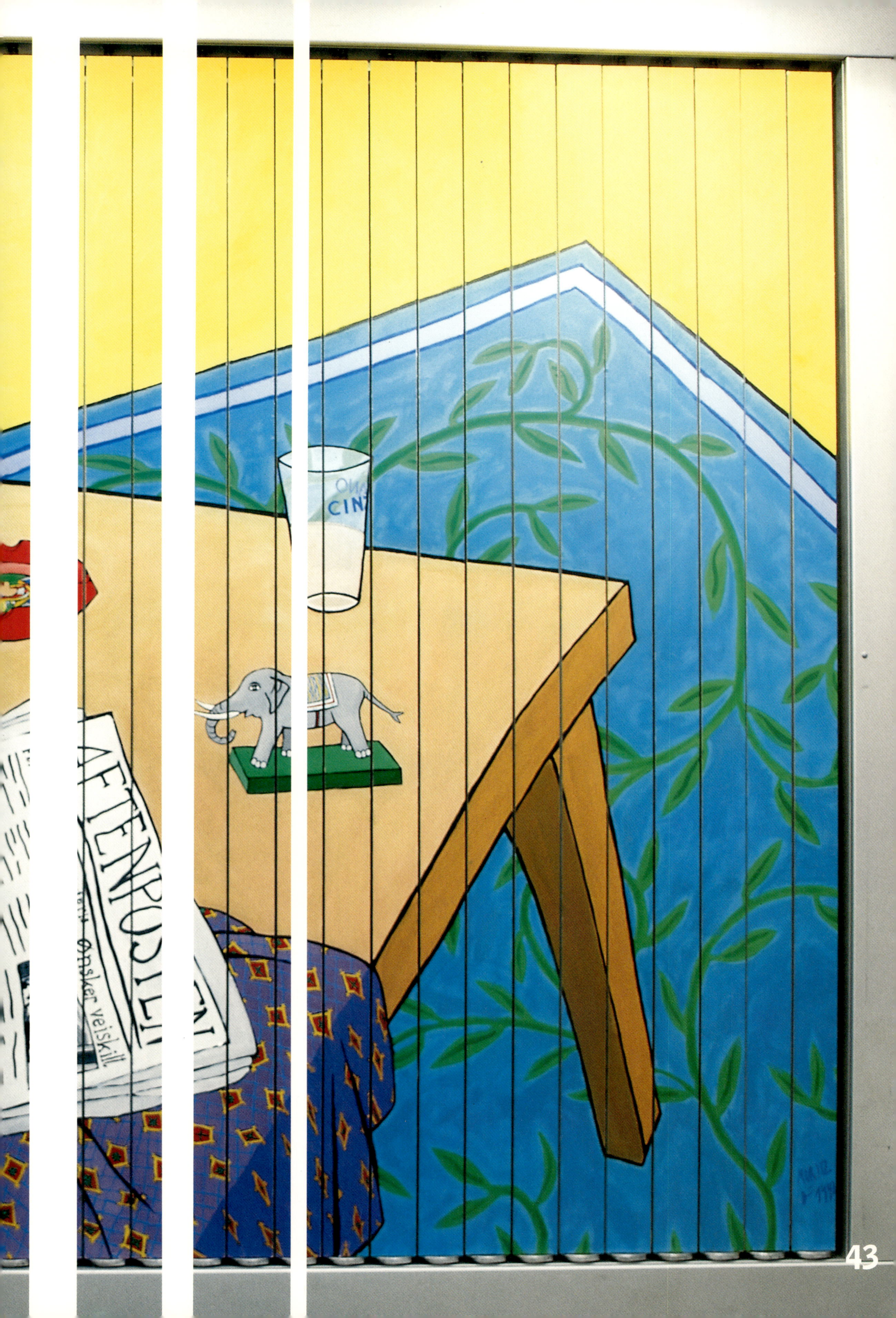
ønsker veiskill

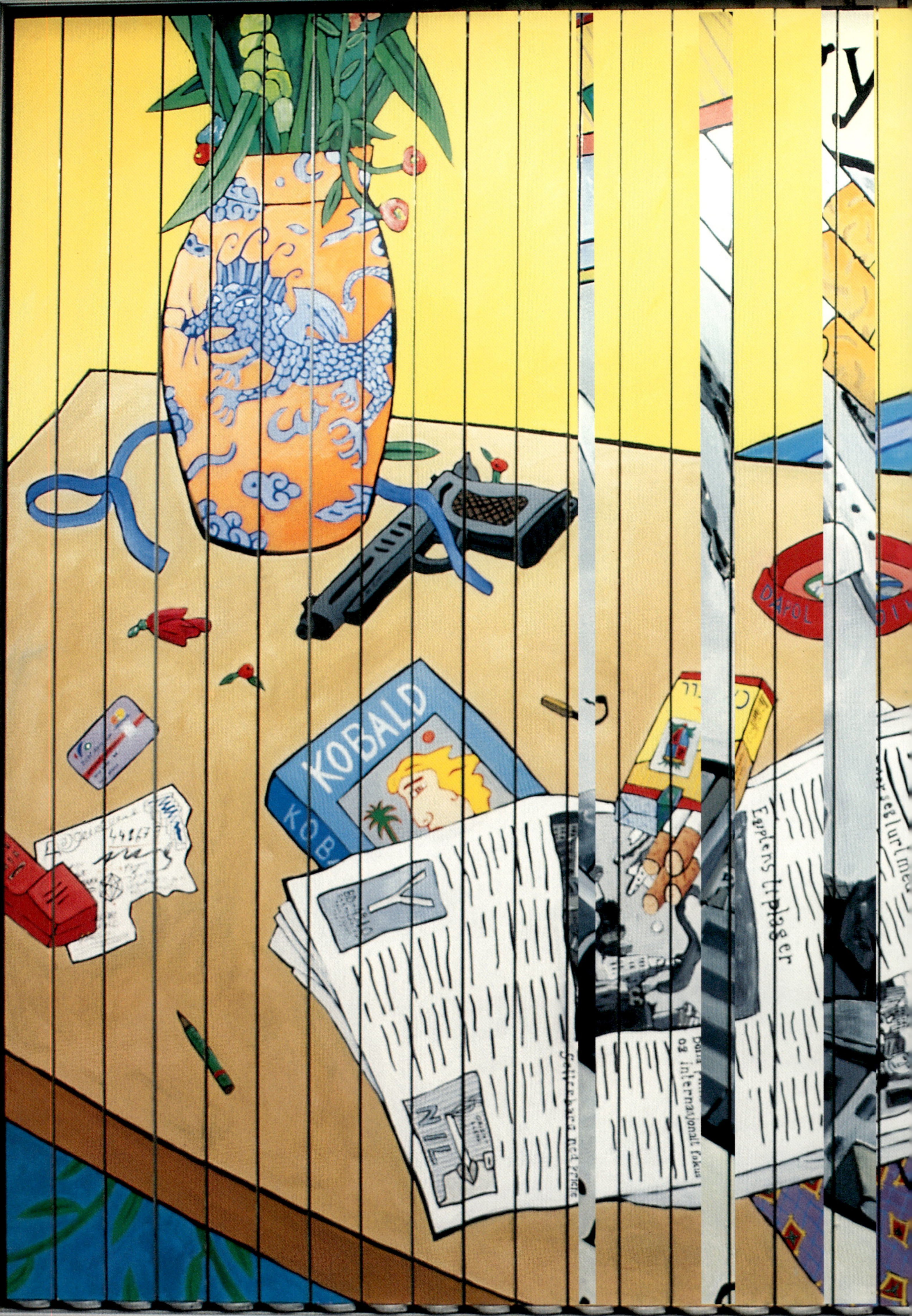

Prismendrehwand (b & c) 1997, Acryl auf Leinwand

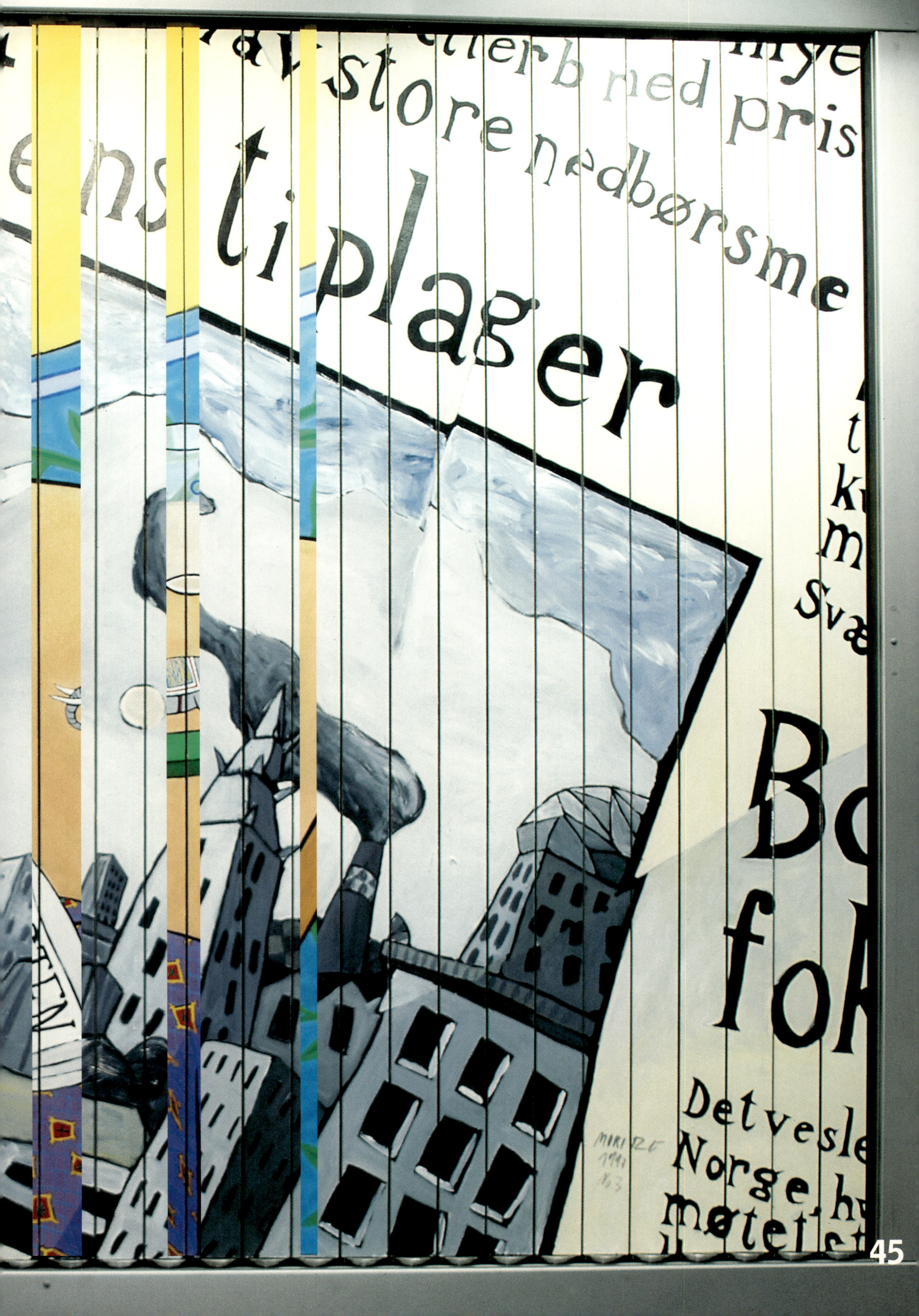

ned pris
store nedbørsme
plager
Detvesle
Norge

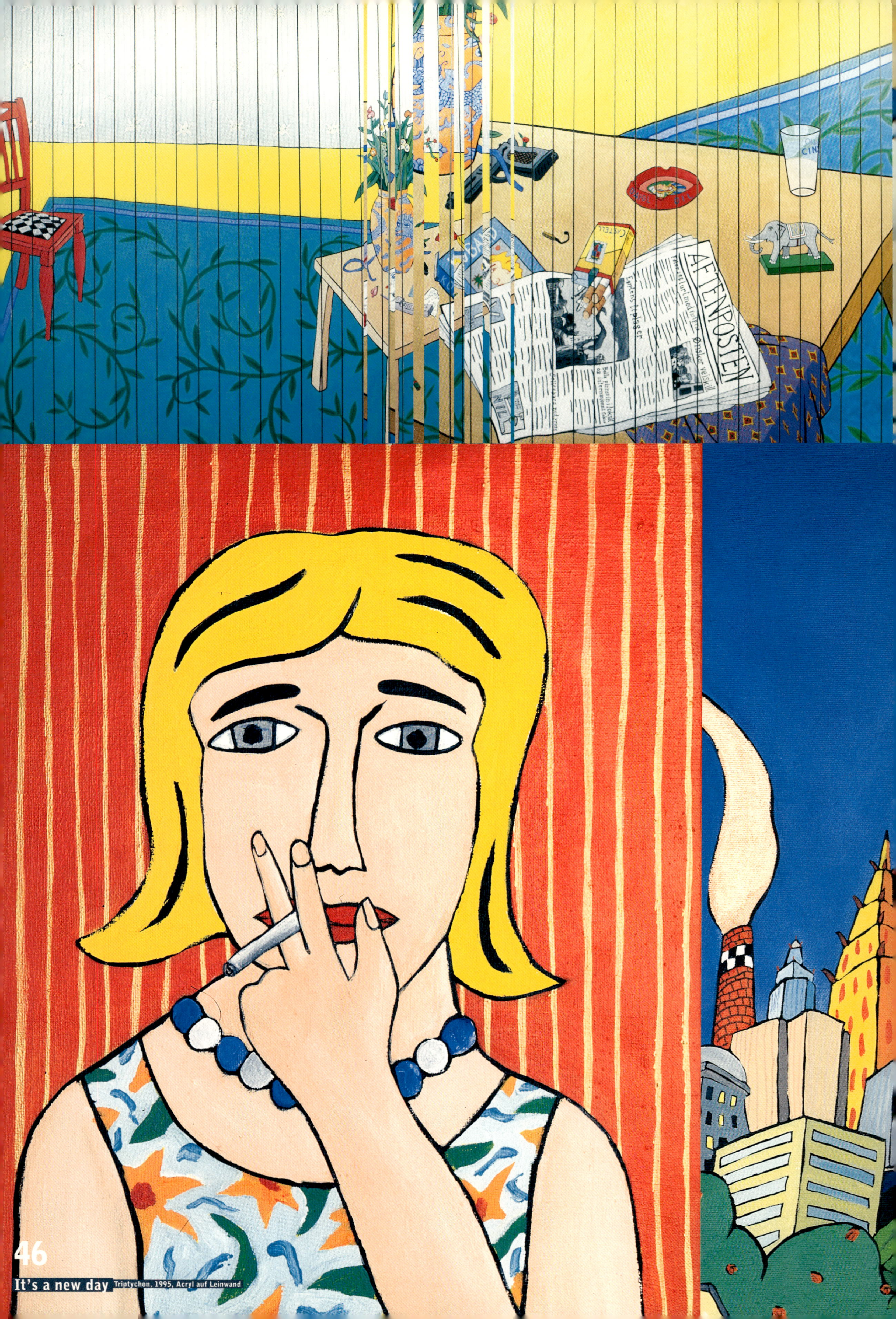

46

It’s a new day Triptychon, 1995, Acryl auf Leinwand

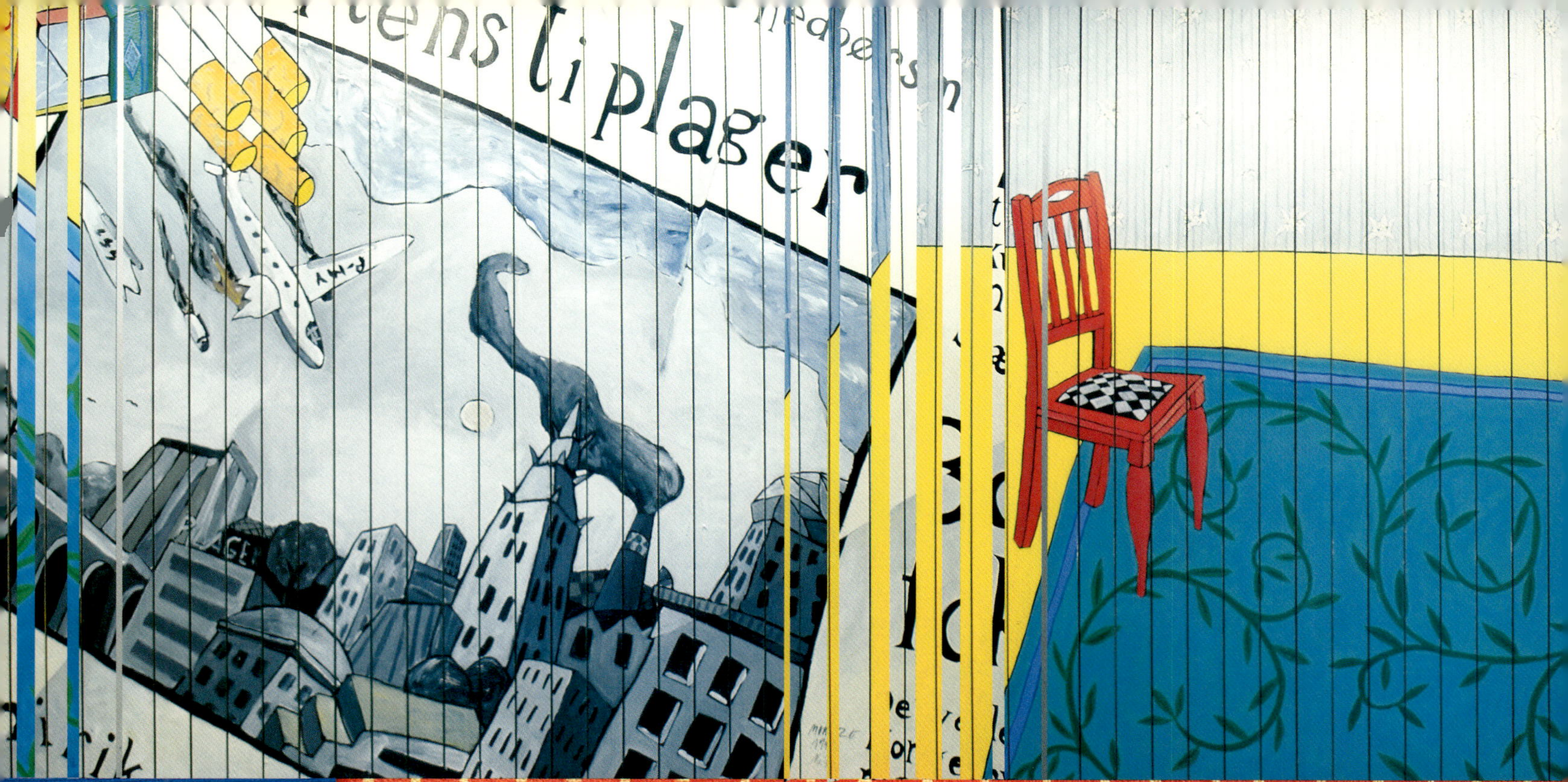
tiplager

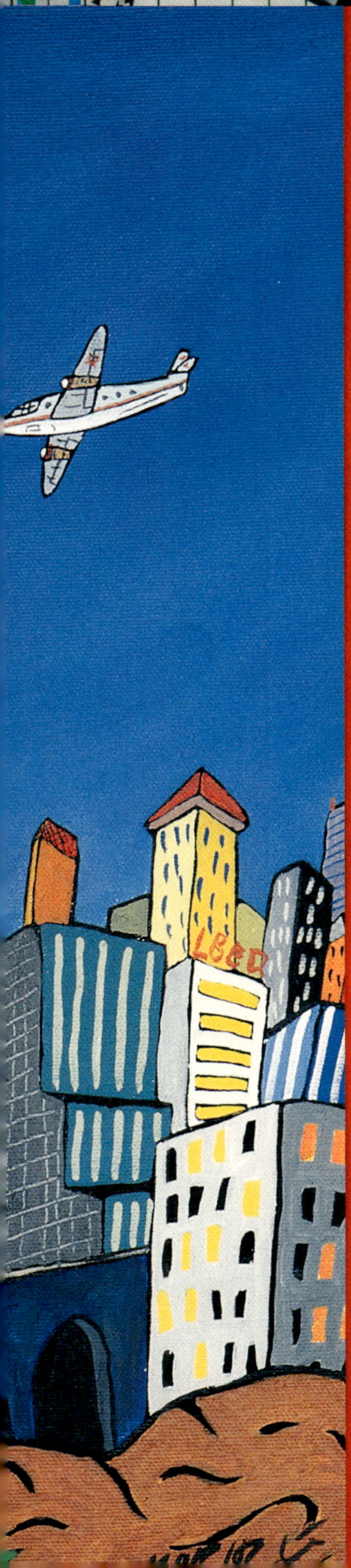

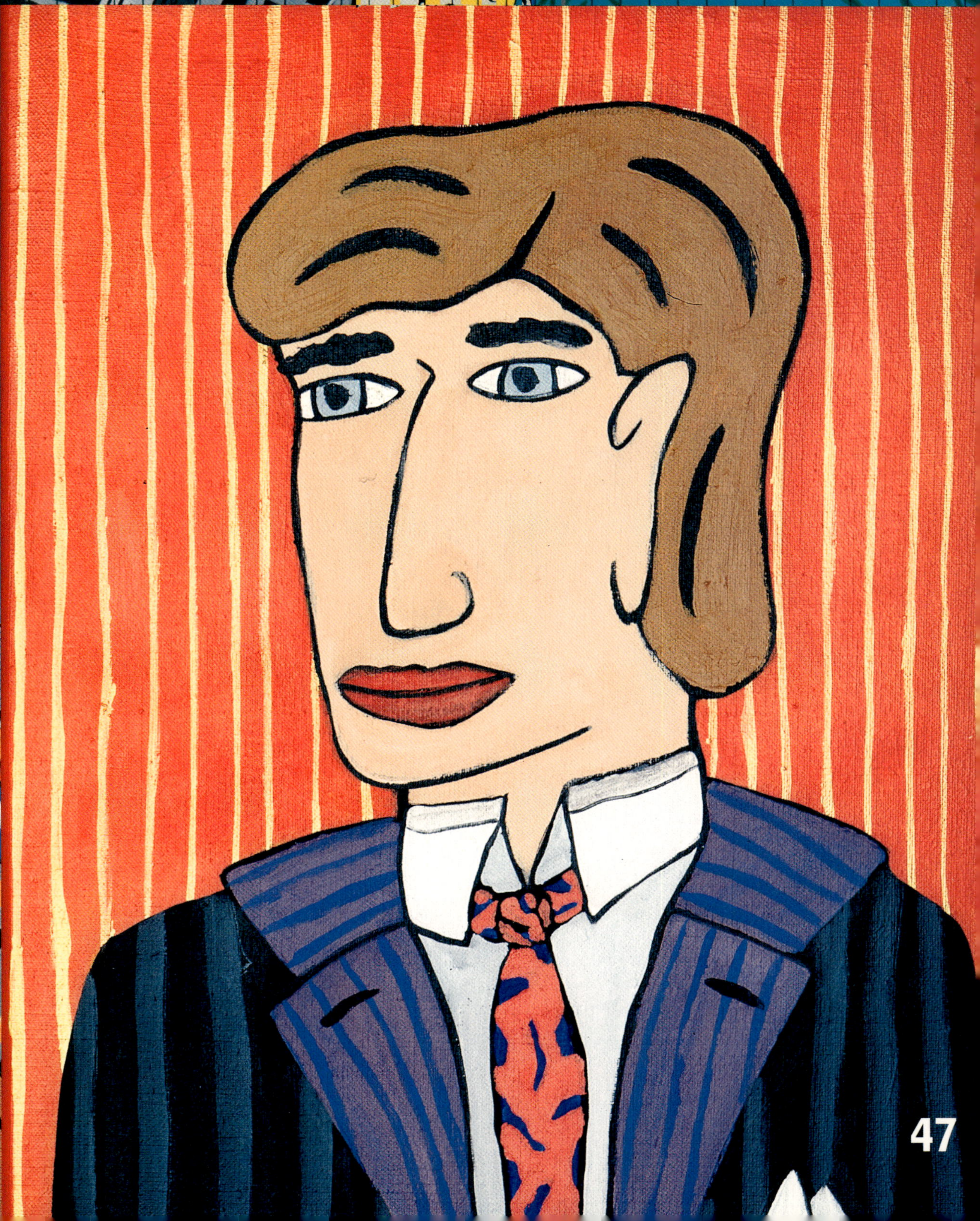

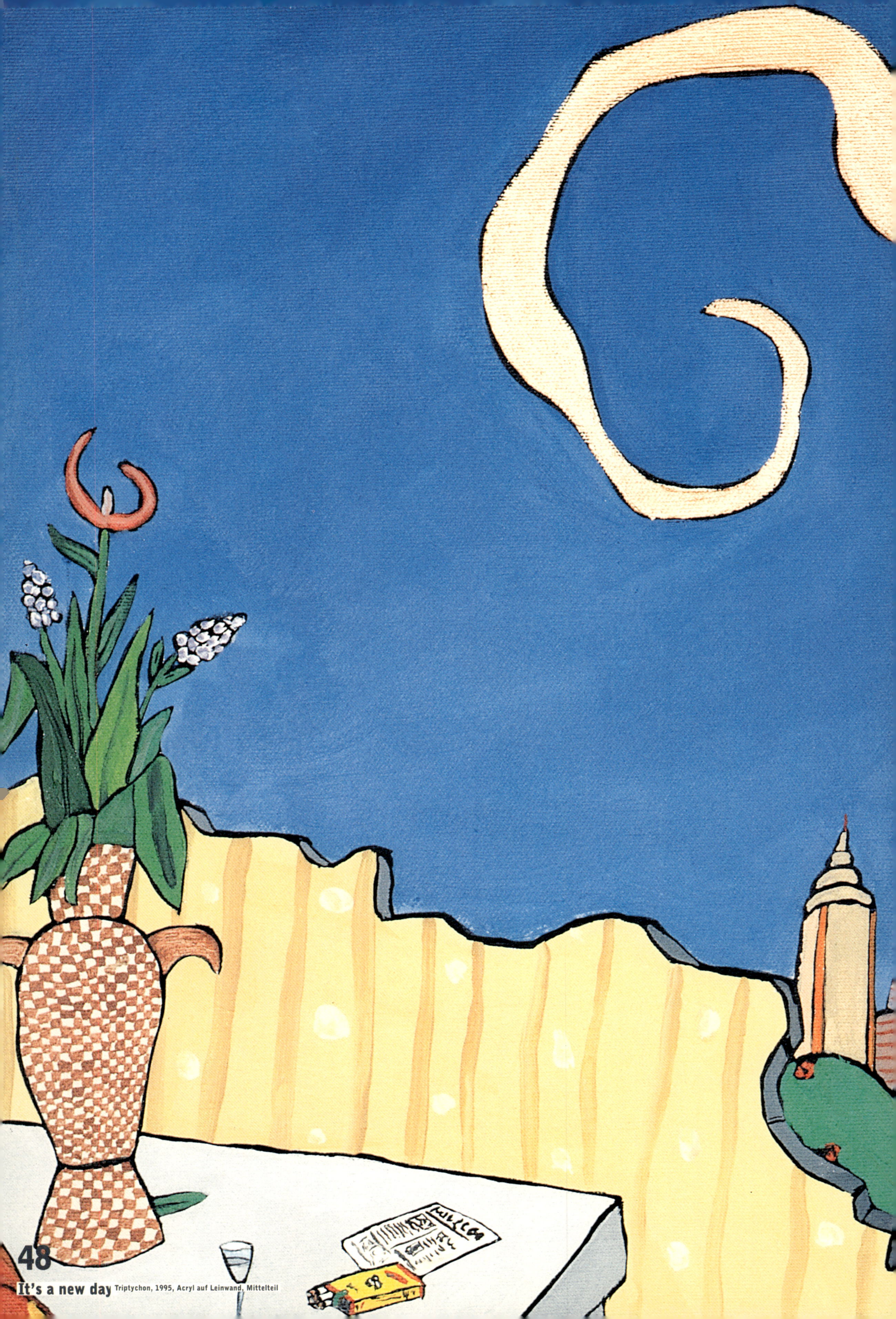

It's a new day Triptychon, 1995, Acryl auf Leinwand, Mittelteil

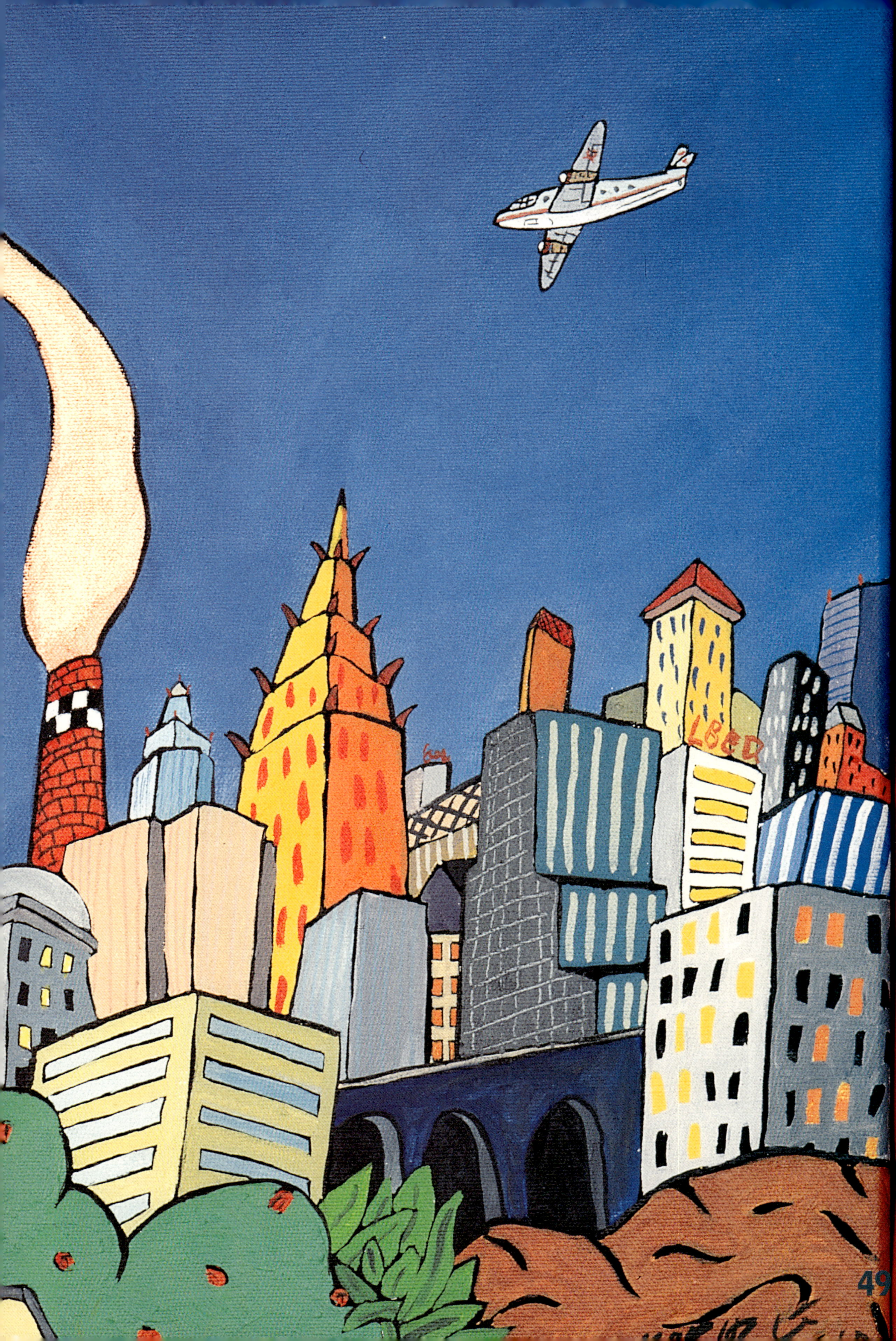
LBCD

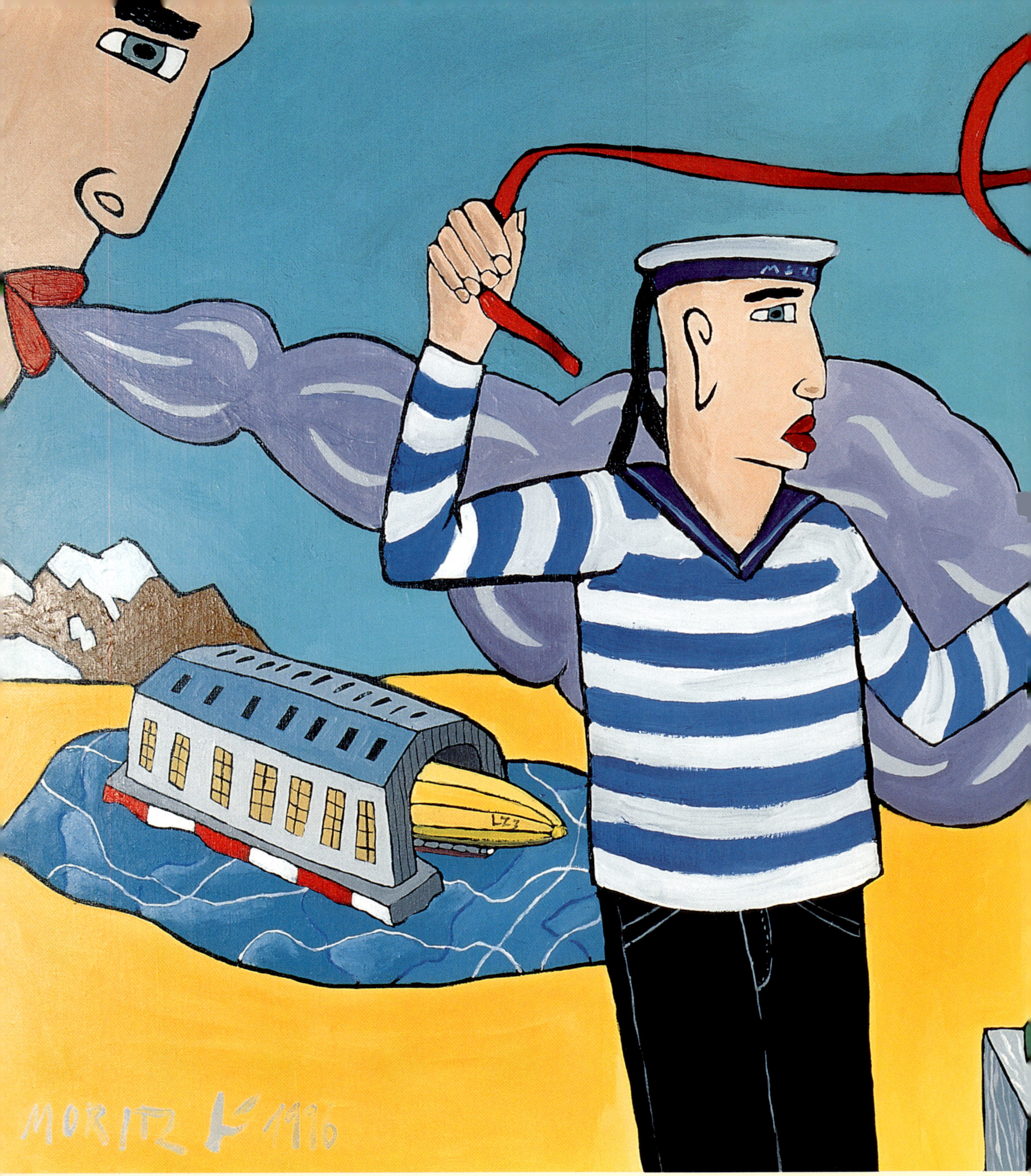

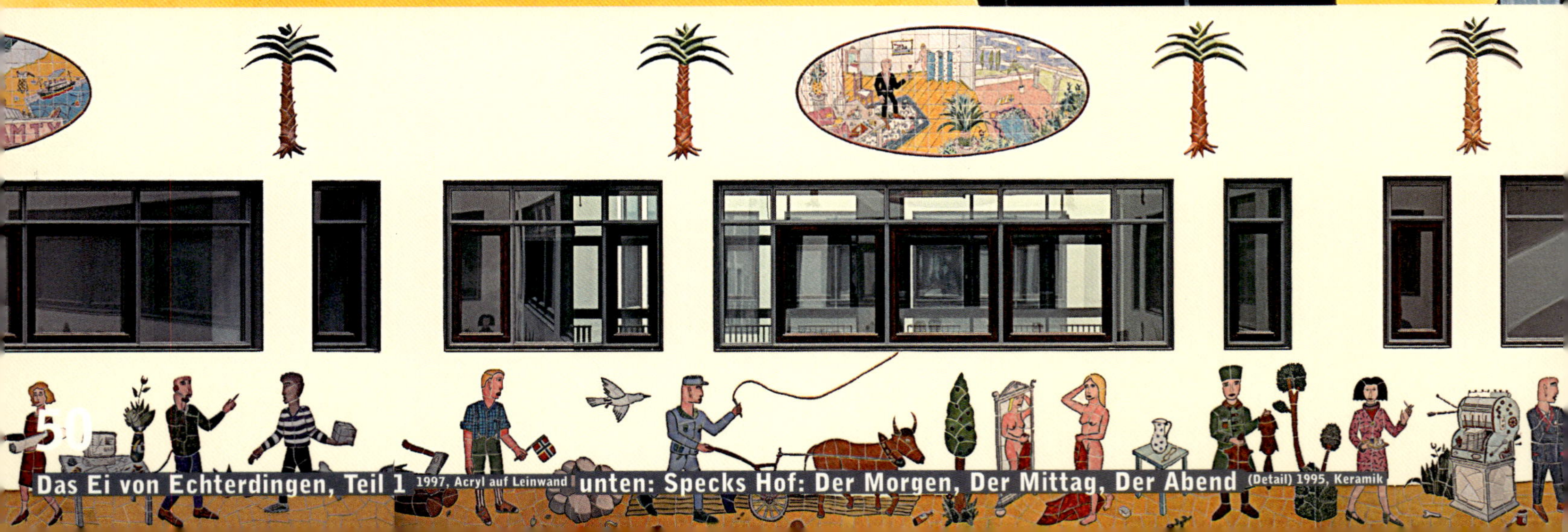

Das Ei von Echterdingen, Teil 1 1997, Acryl auf Leinwand unten: Specks Hof: Der Morgen, Der Mittag, Der Abend (Detail) 1995, Keramik

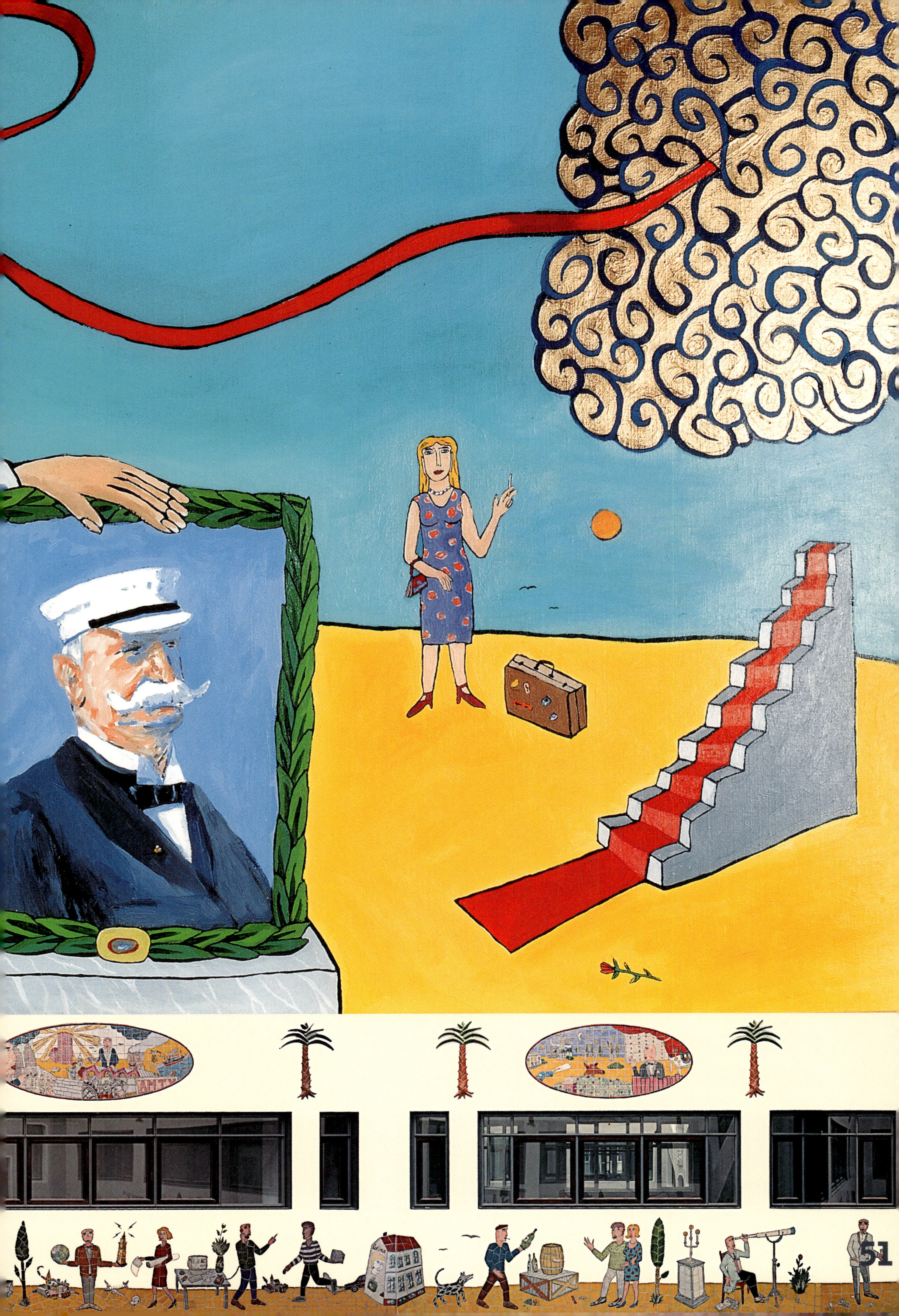

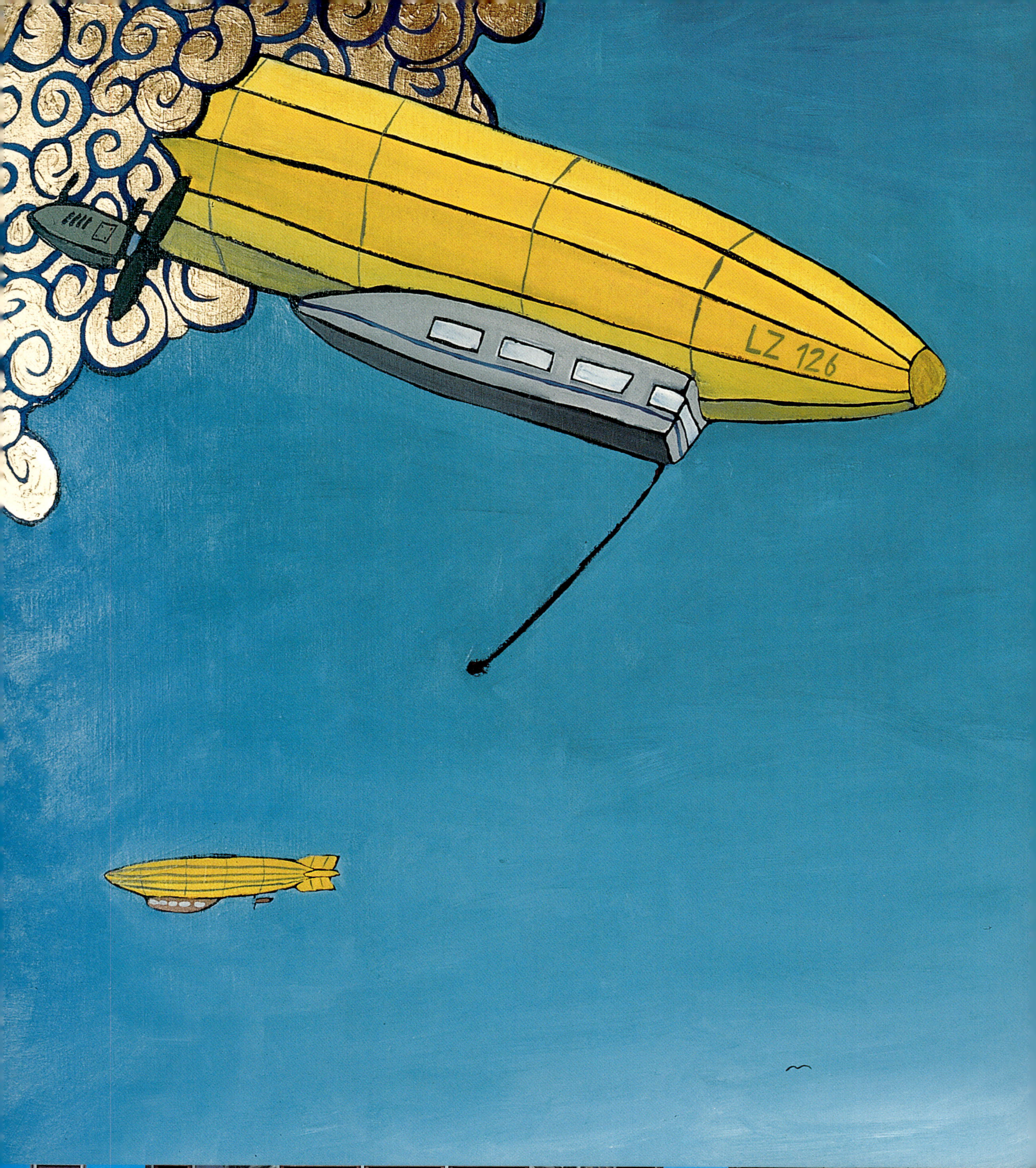

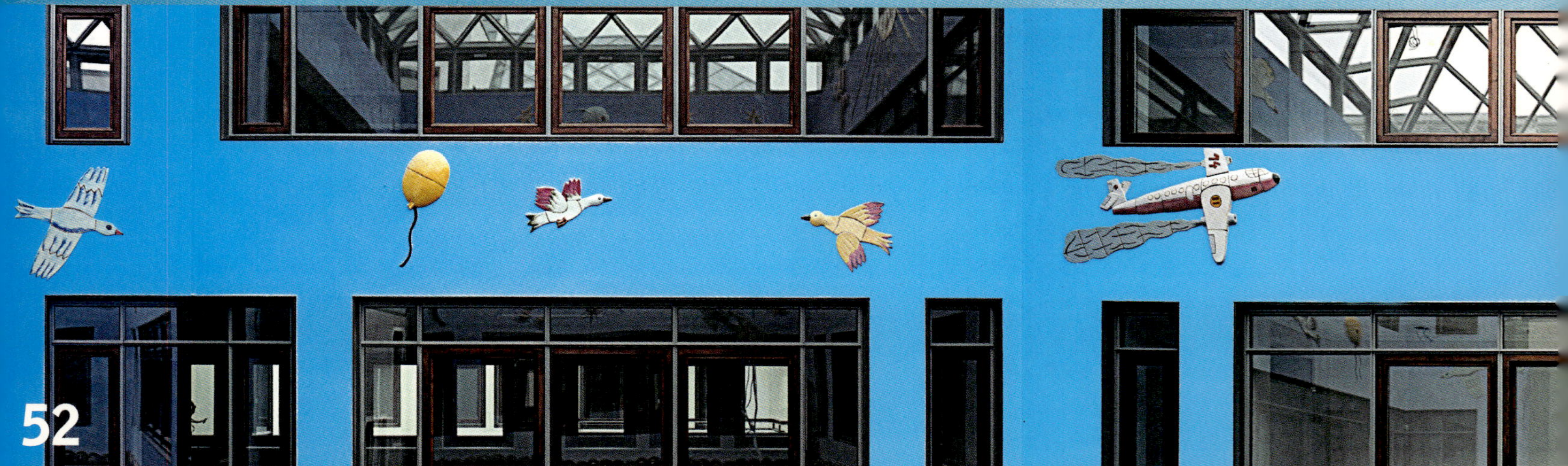

Das Ei von Echterdingen, Teil 2 1997, Acryl auf Leinwand - unten: Specks Hof: Der Morgen, Der Mittag, Der Abend (Detail) 1995, Keramik

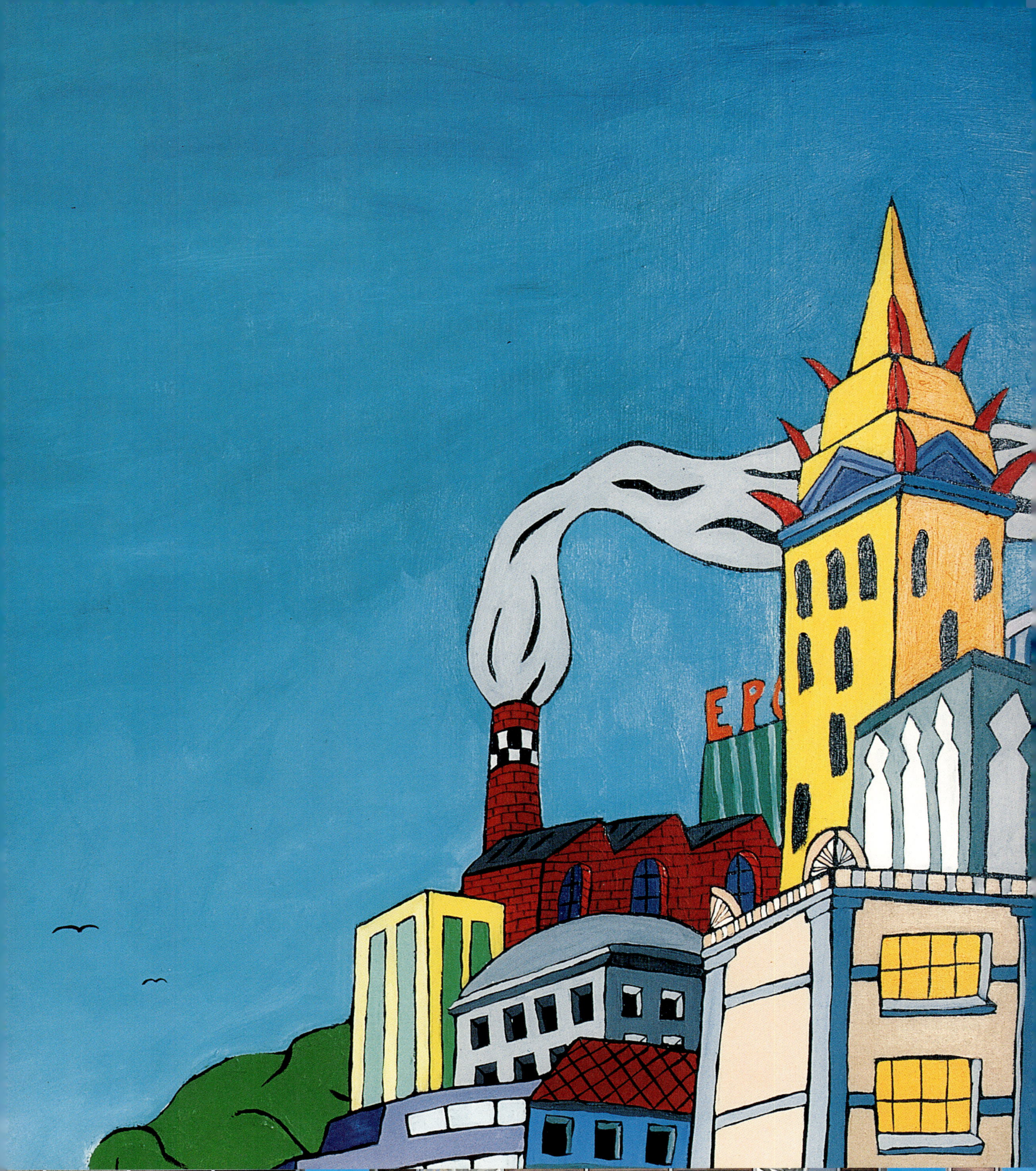

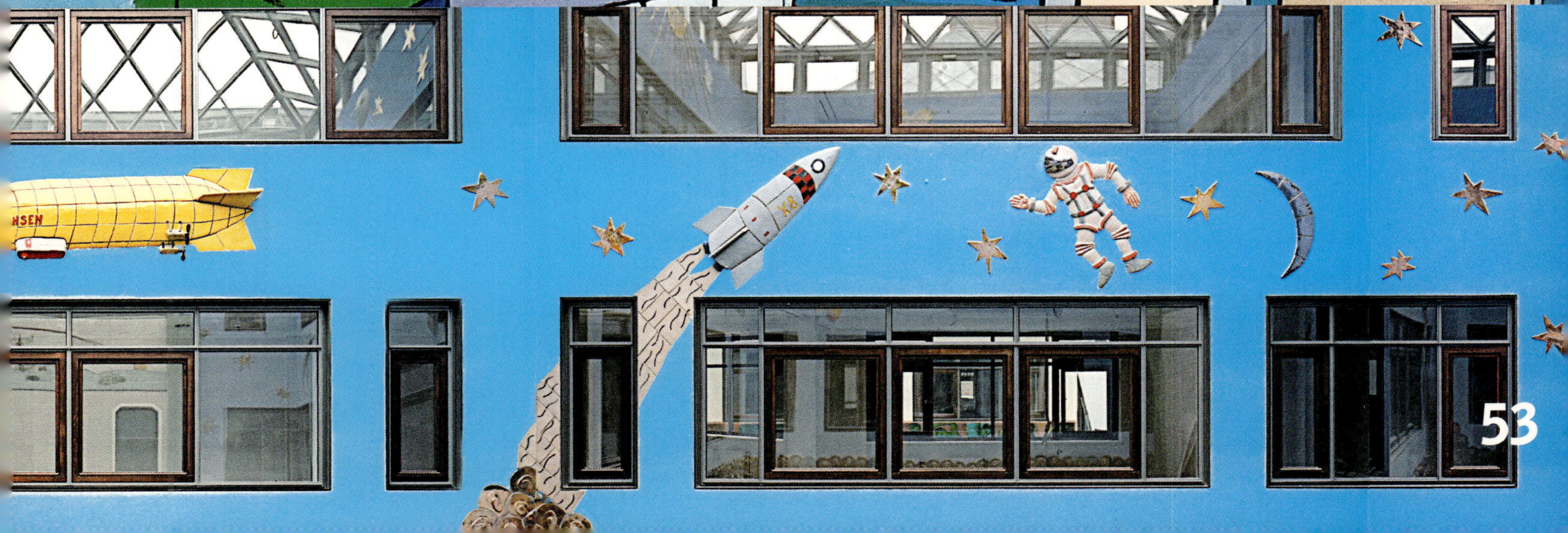

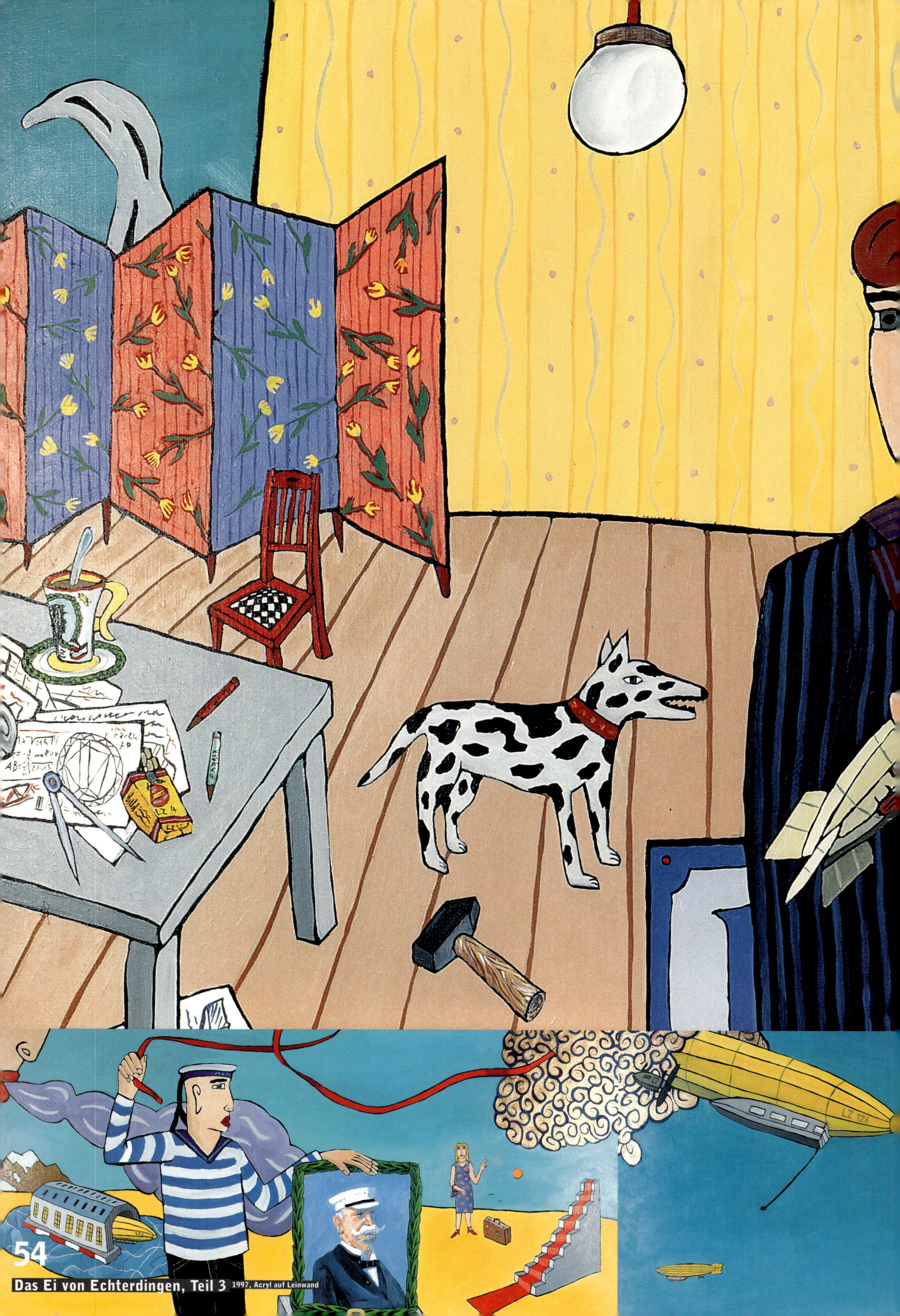

Das Ei von Echterdingen, Teil 3 1997, Acryl auf Leinwand

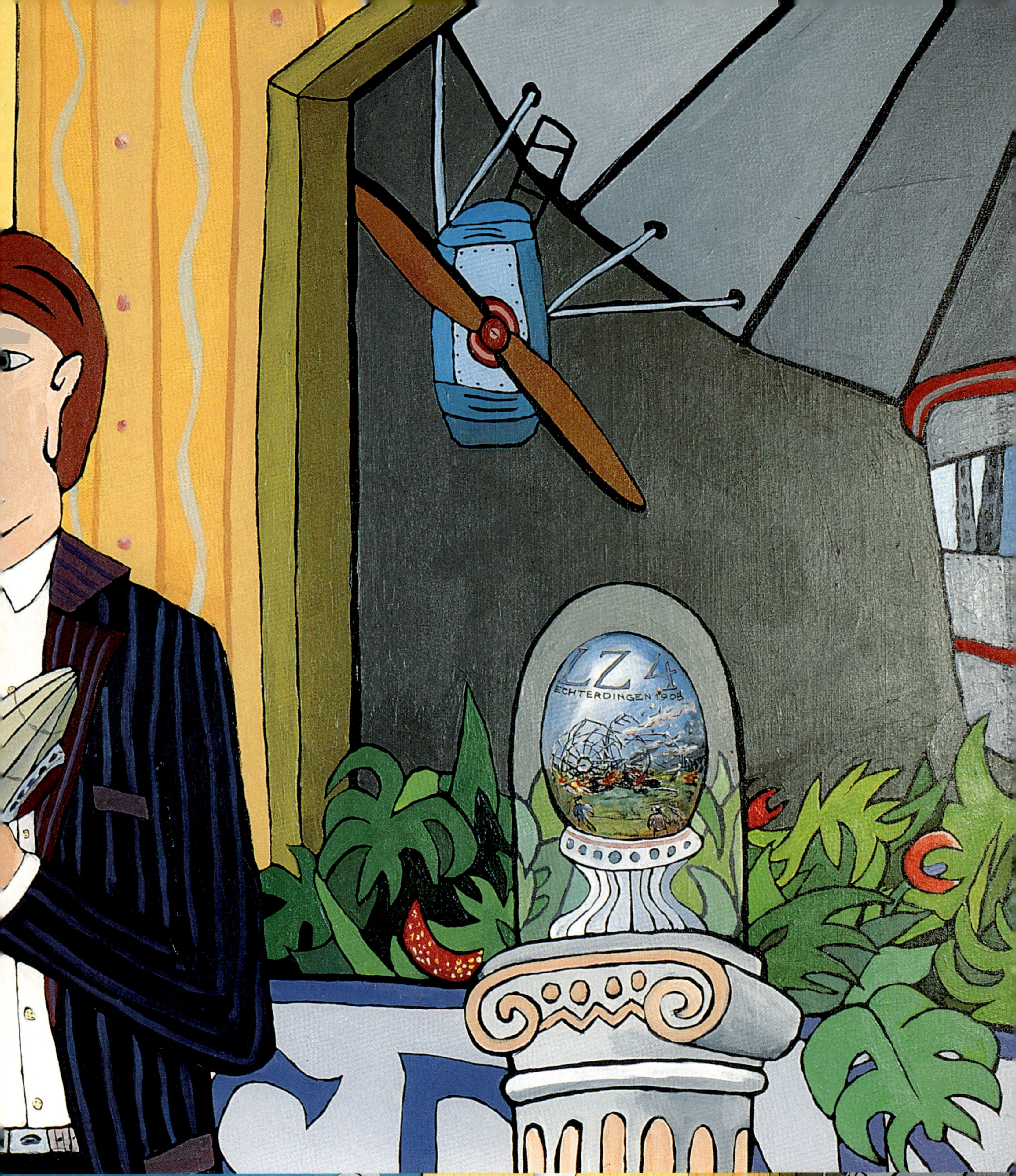
LZ 4
ECHTERDINGEN 1908

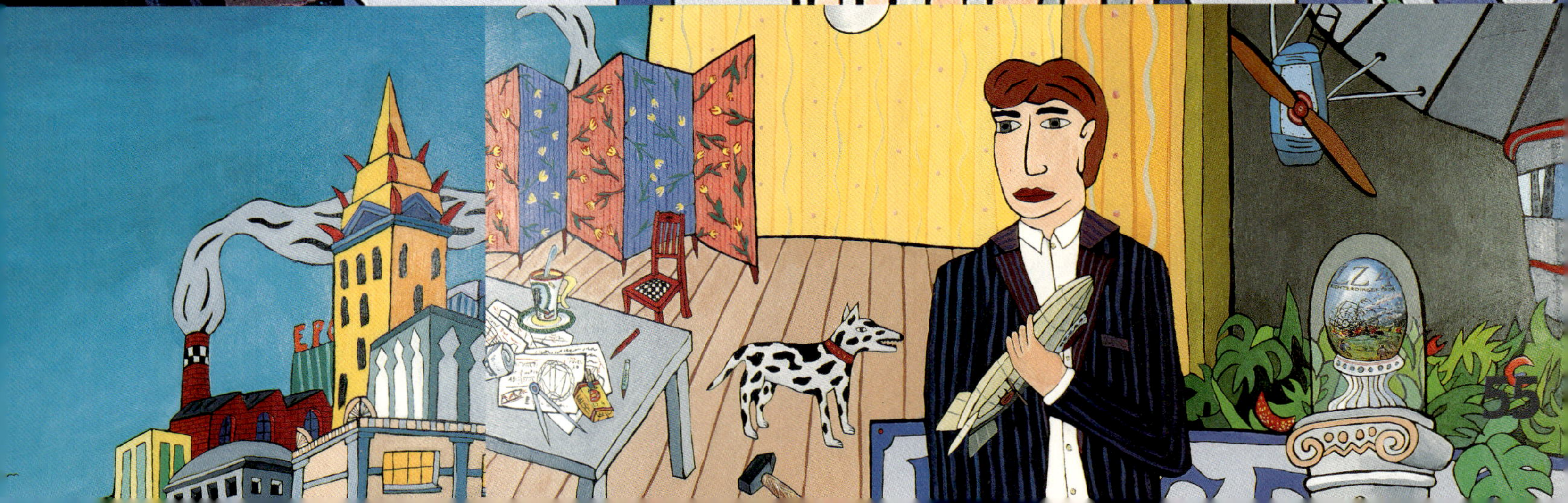

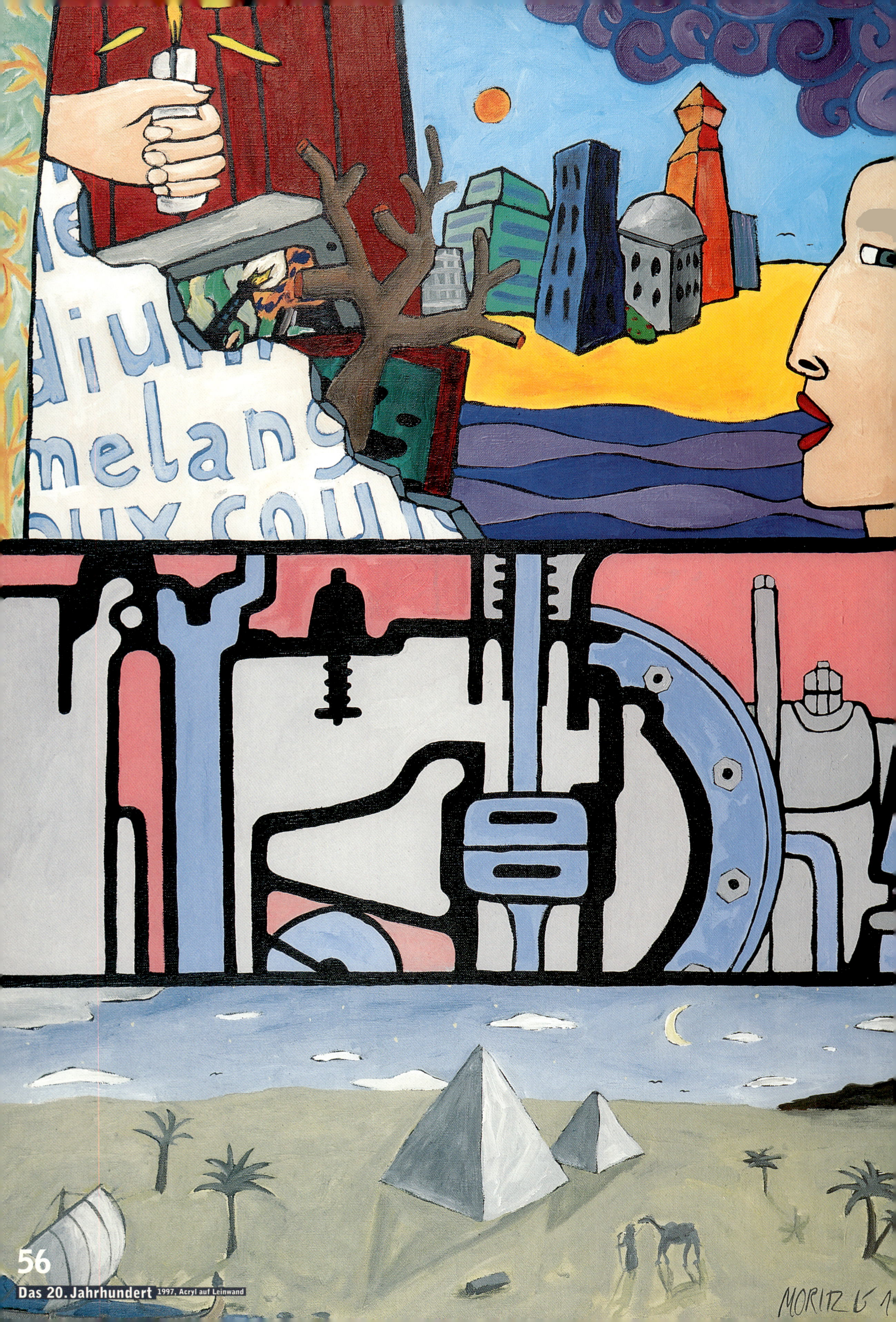

Das 20. Jahrhundert 1997, Acryl auf Leinwand

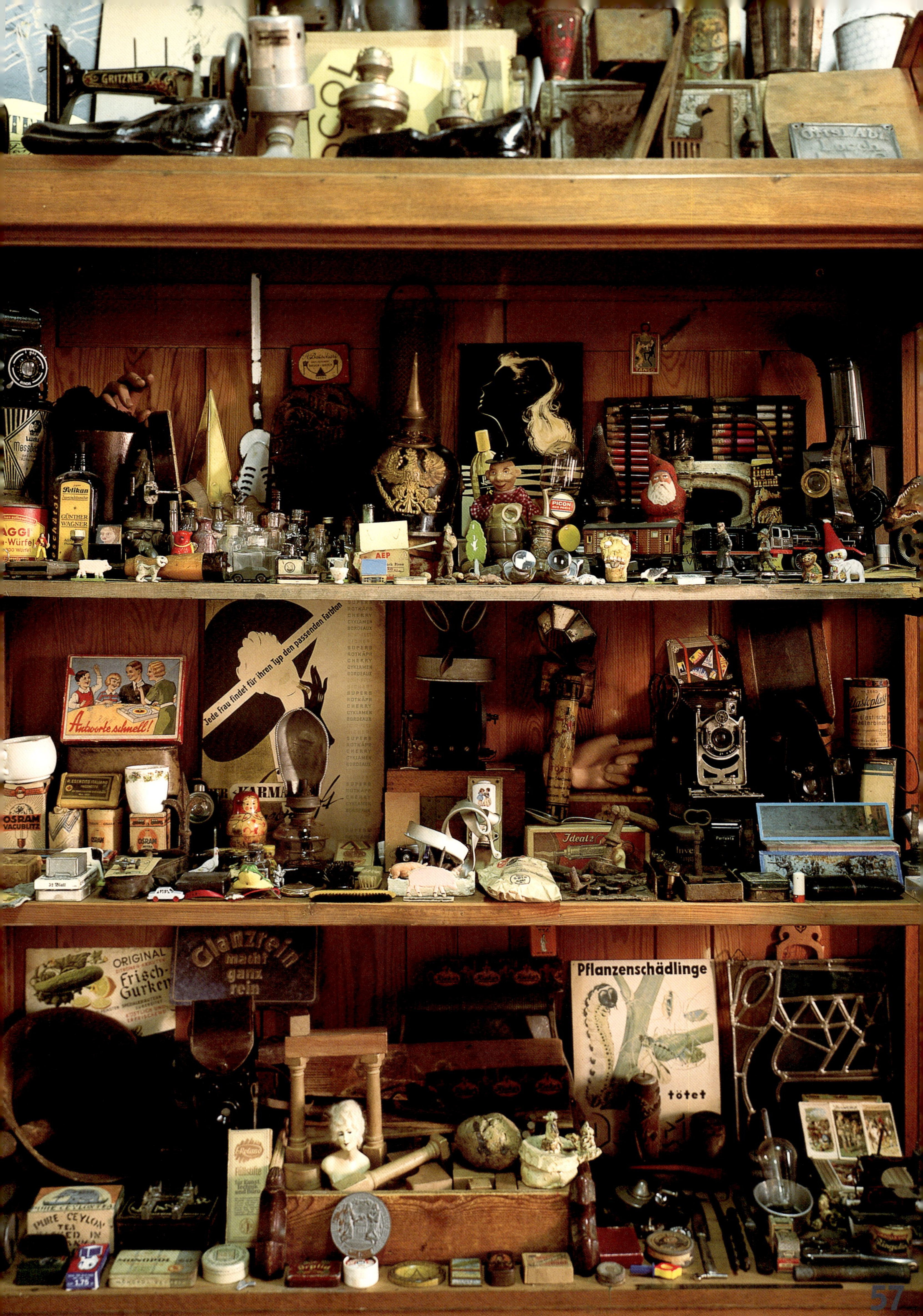

Das Heimatmuseum (Detail) Ausstellung in der Staatlichen Galerie Moritzburg, 1996, Installation

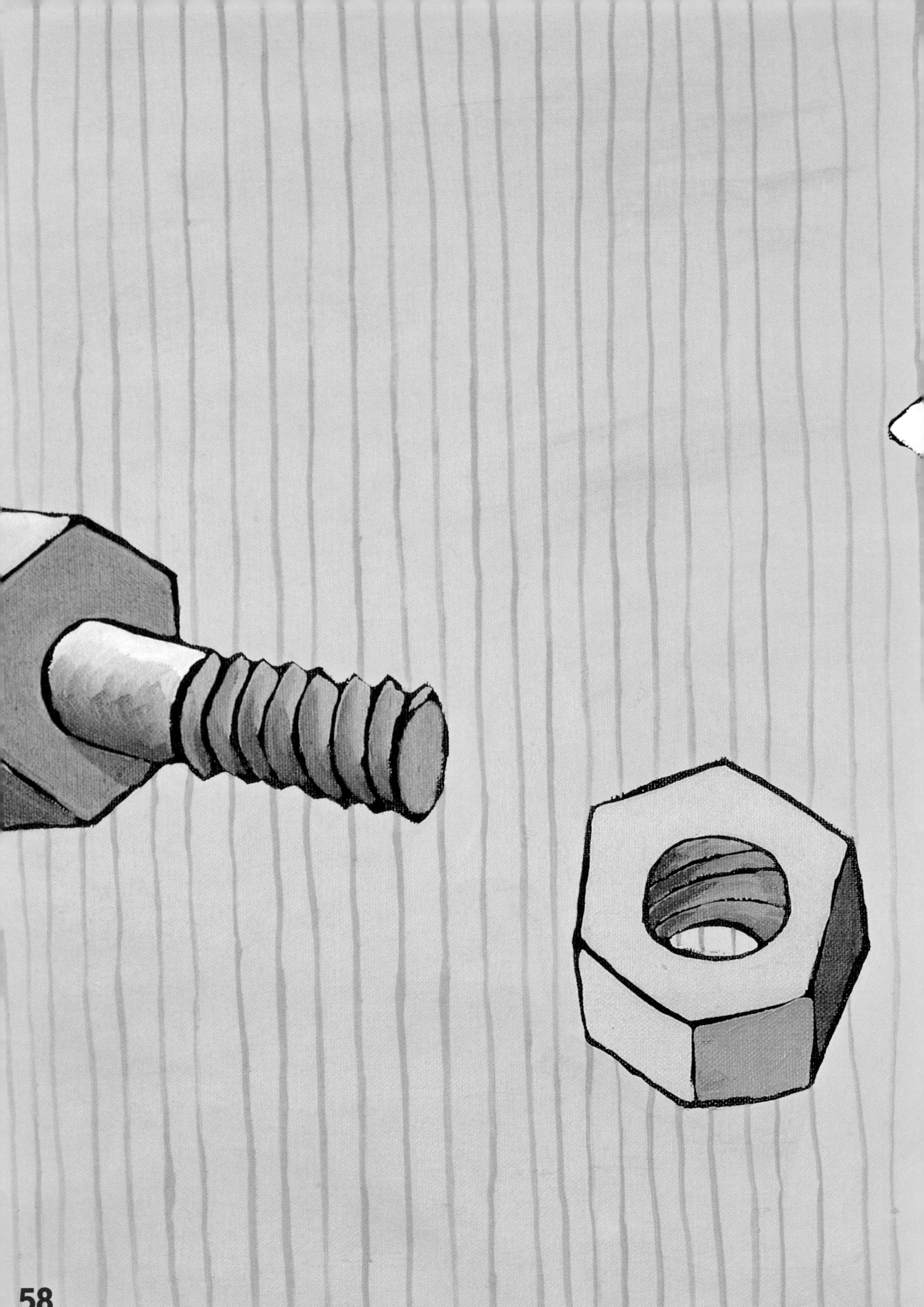

Nacht (Detail) 1997, Acryl auf Leinwand

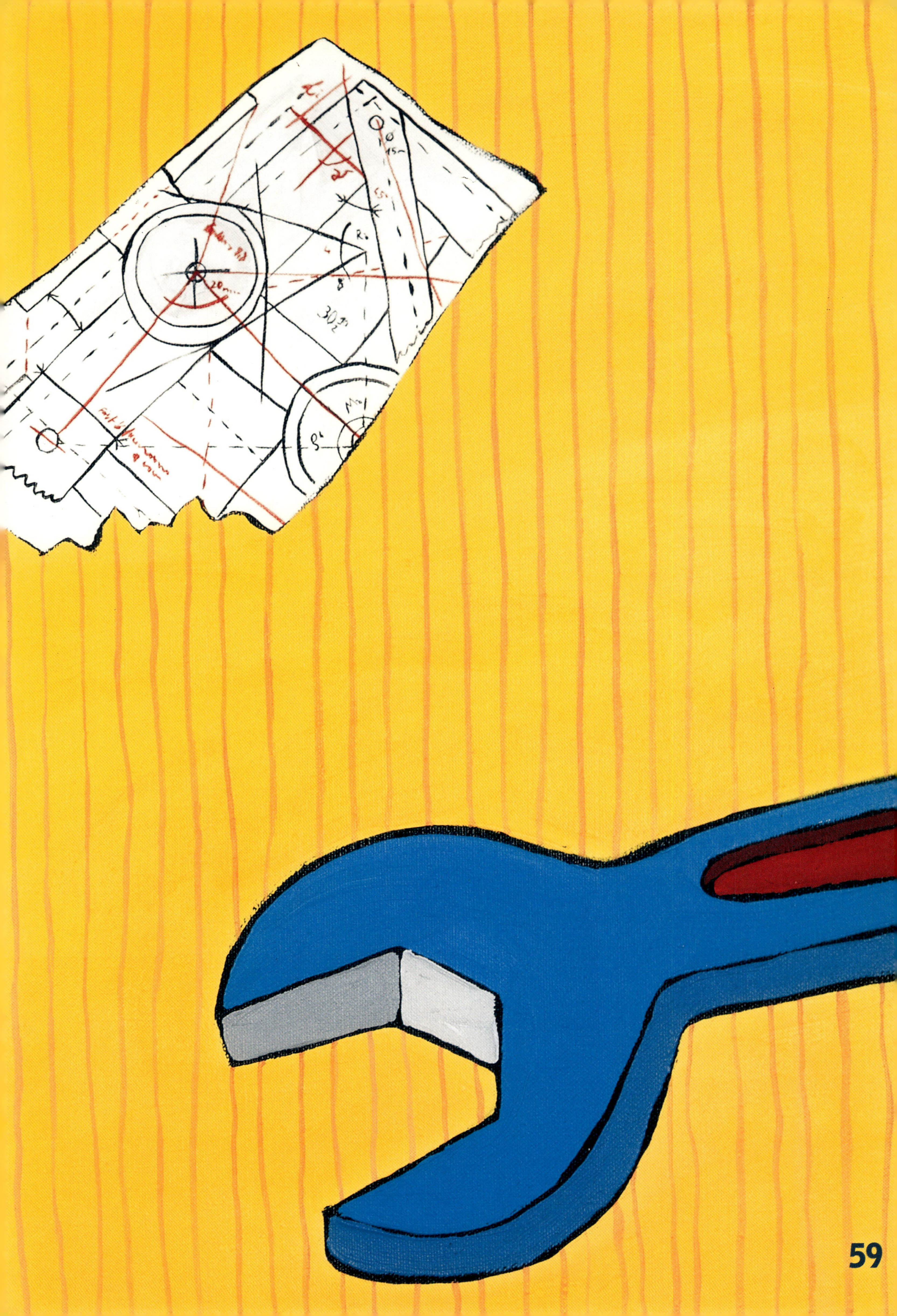

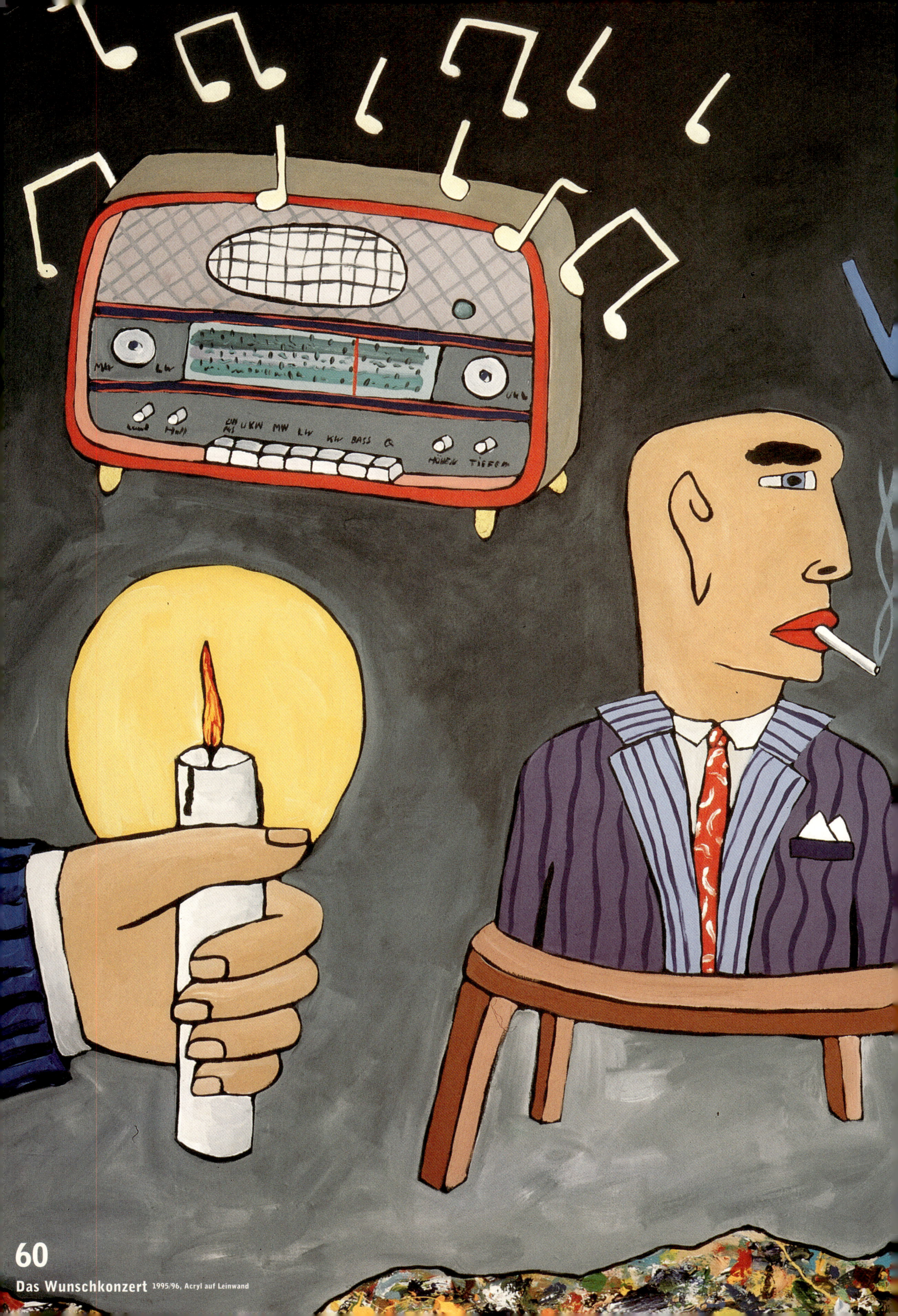

60

Das Wunschkonzert 1995/96, Acryl auf Leinwand

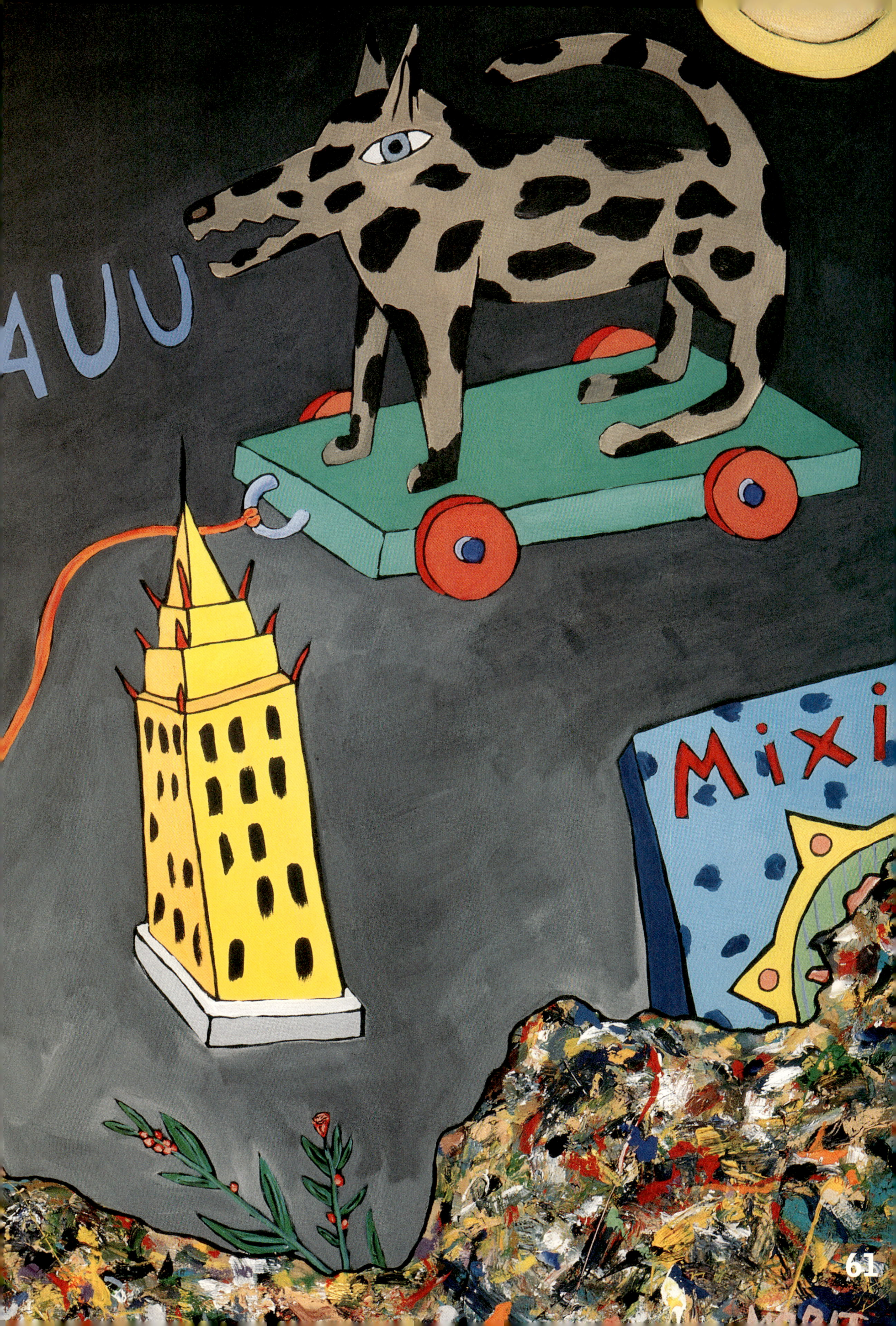
AUU
Mixi

Orbis

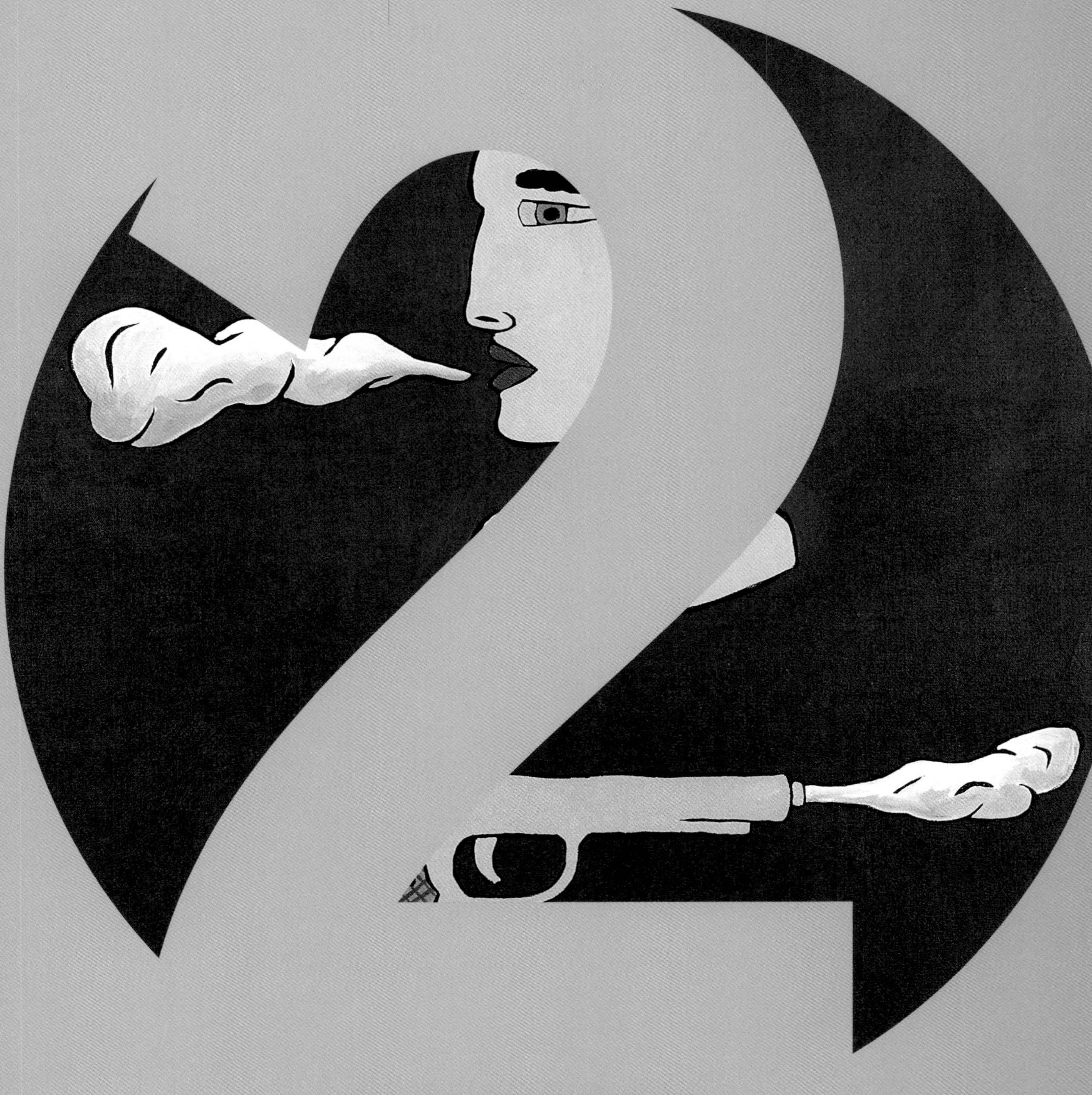

oder Das Substantiv hat keinen Schatten
Überlegungen zu den Bildern Moritz Götzes

Ein Hauch, ein Rauch (Detail) 1997, Acryl auf Leinwand

Sensualium Pictus

Jeder, der über Bilder sprechen oder schreiben will, stößt auf das Problem: wie kommen das, was ich sehe, und das, was ich sage und schreibe, überein?

Die Frage der Benennung, die erste Hürde, ist im Falle der Bilder von Moritz Götze nicht allzu problematisch, sind sie doch oft mit Worten kombiniert und/oder so gefaßt, daß ein Begriff auf der Hand liegt. Der Mann, die Frau, der Hund, die Zigarette, das Haus, das Zimmer usw. Seine Bilder haben einen substantivischen Charakter. Die Titel der Bilder, die vom Künstler selbst geleistete Verbindung zwischen Wort und Bild, zeigen in der Regel die nämliche Struktur. Was aber ist ein Substantiv?

Der Duden, die Heilige Schrift der deutschen Sprache, schreibt: «Mit dem Substantiv bezeichnet der Sprecher Lebewesen (Menschen, Tiere, Pflanzen), Dinge und Nichtgegenständliches, Gedachtes, Begriffliches, und zwar nach dem Kriterium des ‹Vorhandenseins› als stofflich oder gedanklich Seiendes.

Beschreibt man also diese Bilder als substantivisch, so unterstellt man ihnen eine Behauptung des Seins. Die Dinge und Dingkombinationen in den Werken Götzes sind da. Sie werden so verdichtet, daß sie als Begriffe eingesetzt werden können. Die Bilder haben über ihre nominale Struktur auch die von Aufzählungen oder Sätzen, die sich zu ganzen Geschichten (z.B. in den Mappenwerken) aufsummieren können.

Die Form der Behauptungen oder der Geschichten ist aber die der Wörterbücher. Im schönen Katalog «Das Heimatmuseum» der Staatlichen Galerie Moritzburg in Halle findet sich eine Abbildung (S. 19), die einem Kinderwörterbuch entnommen scheint. In einer kleinen gezeichneten Szene werden bestimmte Gegenstände und

Orbis Sensualium Pictus or: Substantives Have No Shadows Thoughts on Moritz Götze's Pictures

Everyone who tries to speak or write about pictures is confronted with a basic problem: how does what I see correspond to what I say or write?

The question of naming what one sees – the first hurdle – is not so problematic in Moritz Götze's works, since they are often combined with words and/or are organized in such a way that a term lies at hand: the man, the woman, the dog, the cigarette, the house, the room, etc. His pictures have a substantivist character. As a rule, the titles – the connection between words and images established by the artist – reflect a nominative structure. But what is a substantive?

The Duden, the holy scriptures of the German language, writes: «With a substantive the speaker refers to animate things (people, animals, plants), objects and the immaterial or thoughts and concepts according to the criteria of «existence» in the sense of material or ideal being». By describing these pictures as being substantive, one implies that they lay claim to being. The objects and object combinations in Götze's works are there. They are condensed to the point where they can be employed as terms. Beyond their nominal structure, the pictures also contain lists or phrases (e. g., in the portfolio series) that can be compiled into complete narratives.

However, these claims or narratives utilize a dictionary form. In the beautiful catalogue «Das Heimatmuseum» from the Staatliche Galerie Moritzburg in Halle, there is an illustration (p. 19) that appears to be taken from a children's book. In a small sketched scene, certain objects and people are assigned numbers that are listed in a legend (the actual dictionary). The conceptual root

Personen mit Zahlen versehen, die eine Legende (das eigentliche Wörterbuch) auflistet. Der gedankliche Kern der Szene ist abstrakt und entspringt dem Wunsch, die Welt des Kindes (oder was man dafür hält) in einer enzyklopädischen Umschau auf seine zentralen Begriffe hin zu erfassen. Um das begriffliche Material herum werden dann die knappen Geschichten der Szenen konstruiert. Auch die Bilder sind in ihrer Art substantivisch gebaut; ihr Sinn ist beispielhaft.

Verfolgt man solch ein Programm, liegt eine bestimmte Form nahe, es ist die des Umrisses und der ungebrochenen Gegenstandsfarbe – die beispielhafte Welt ist ohne Schatten.

In dieser Hinsicht gleichen sie dem «Heimatmuseum». Die Gegenstände der Lebenswelt werden in exemplarischen Exponaten versammelt, um einen Überblick zu geben über das, was man für die Heimat hält. Das Beispiel aus dem genannten Katalog zeigt offenbar einen Ausschnitt aus der sozialistischen Lebenswelt, dem Verfasser liegt die entsprechende Ausgabe des kapitalistischen Westens vor, der Begriff ‹Spruchband› existiert darin nicht. Doch zurück zur Form.

Sind die Dinge in den Bildern ohne Schatten, also für sich allein stehende Wesenheiten (substantiva) ohne ausgeprägte Plastizität, so sind sie doch nicht ohne Aroma. Ihr Geruch und ihr Geschmack resultieren aus ihrem Gebrauch (d.h. aus ihrer Geschichte) und bestimmen den Wert. Aus diesem Wert konstruiert Götze seine Bilder.

Sie haben keine Atmosphäre, sind vielmehr ornamental, und über ihnen liegt das gleichmäßige Licht der konkreten Abstraktion. Der reihenhafte Charakter einiger Werke, die einzelne Elemente wie in

of the scene is abstract and originates in the desire to capture the world of children (or what one assumes it to be) in an encyclopaedic overview and then reduce it to its central concepts. The short scenic narratives are then constructed around the terminological material. Even the pictures are built upon a substantive base: their meaning is exemplary.

If one follows such a program, the utilization of a specific form results logically: contours and objects assigned a single color. Exemplary worlds have no shadows. In this sense they are similar to the «Heimatmuseum». The objects of our experienced lives are collected in exemplary exponents in order to present an overview of what one considers to be «home». The example from the catalogue mentioned above clearly shows a cross-section of socialist life; however, this author only has access to the Duden from the capitalist West, the term «Spruchband» (banner) doesn't exist there. But back to the question of form.

Even if the things in the pictures lack shadows and are thus solitary essences (substantiva) without an expressed plasticity, they do not lack aroma. Their smell and their taste result from their use (i. e., from their history) and determine their value. Götze constructs his pictures from this value.

They have no atmosphere and are in fact closer to being ornamental; the uniform light of concrete abstraction shines down on them from above. The rows found in many works present singular elements above and below or next to one another as though they were in a list. This makes the linear/aural gesture of the process clear. Condensed pictorial elements (e. g., a bald head or packs of cigarettes) carry a fundamental meaning in each picture: a meaning

Aufzählungen unter- oder nebeneinander zeigen, macht den linear-sprachlichen Duktus dieses Verfahrens deutlich. Das verdichtete Bildelement (z.B. der Glatzkopf, die Zigarettenpackung) trägt in jedes Bild eine Grundbedeutung, die durch die Kombination mit anderen Bild-Zeichen ihre jeweilige Färbung erhält. Der Tonfall der Geschichten bleibt aber einfach und beispielhaft. Alle Bildsubstantive scheinen mit einem bestimmten Artikel versehen zu sein. Nicht eine Nacht mit all ihren Besonderheiten zeigt uns das gleichnamige Bild, die Nacht ist sein Gegenstand. Und doch ist ihre Allgemeinheit gebrochen. Wie jede mythische Geschichte das Allgemeine im Kleide der Eigennamen erzählt, so schweben diese Bilder zwischen der Universalität ihrer ‹Begriffe› und den beispielhaften Geschichte, die aus ihnen gesetzt werden können.

Insofern verstehe ich die Bilder von Moritz Götze als Einübungen. Sie sichern einerseits das ‹Vokabular› und versichern andererseits seiner Bedeutung, indem er es zu immer neuen Geschichten zusammensetzt. Es sind Übungen einer Weltaneignung durch den bildhaften Gebrauch. Dazu gehört, den Bild-Wortschatz ständig zu erweitern. Die «Reisetagebücher» sind solche neuen Bild-Vokabeln, die in der Begegnung mit dem bislang Unbekannten hinzugewonnen werden.

Für den Betrachter gleicht die Begegnung mit dem Werk von Moritz Götze dem Erlernen einer neuen Schrift. Sprechen kann der ABC-Schütze schon, nur das Schreiben muß er noch lernen. Aber im Erlernen der Schrift verändert sich auch sein Sprechen.

Klaus Görner

MMK Museum für Moderne Kunst Frankfurt/Main

that receives a different coloration dependent upon its combination with other pictorial signs. The tonality of the narratives remains simple and exemplary. All pictorial substantives appear to be stamped with a certain article. We are not shown one night with all of its unique characteristics in the picture of the same name, the night in and of itself is the subject. However, its generalizing character is fragmented. As in all mythical narratives, the general is told in the costume of the specific: but these pictures hover between the universality of their «terminology» and the exemplary narratives that can be extracted from these terms.

This is why I understand Moritz Götze's pictures to be studies. On the one hand they secure the «vocabulary» and on the other hand they insure its meaning by creating narratives through combination. They are studies in world-appropriation through pictorial utilization. The constant expansion of a pictorial vocabulary belongs to this process. The «Reisetagebücher» (Travel Journals) are such an addition to the pictorial vocabulary: by meeting with that which was hitherto unknown, they are thus included.

For the viewer, the acquaintance with Moritz Götze's works resembles learning a new alphabet. The ABC-marksman can certainly speak; he just needs to learn how to write. But in learning an alphabet his speaking changes as well.

Klaus Görner

MMK Museum für Moderne Kunst Frankfurt/Main

Die Woche (Detail) 1996, Acryl auf Leinwand

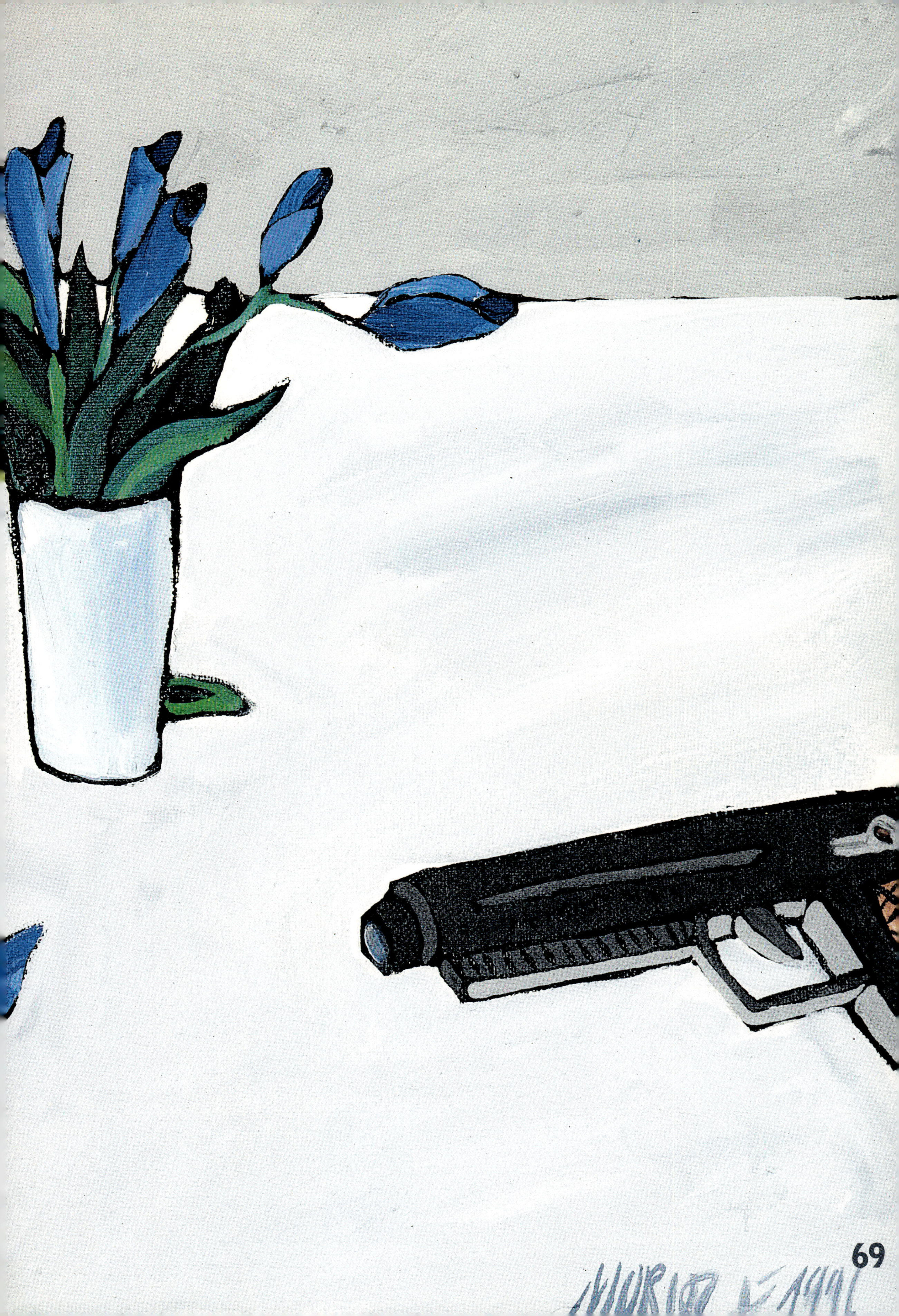

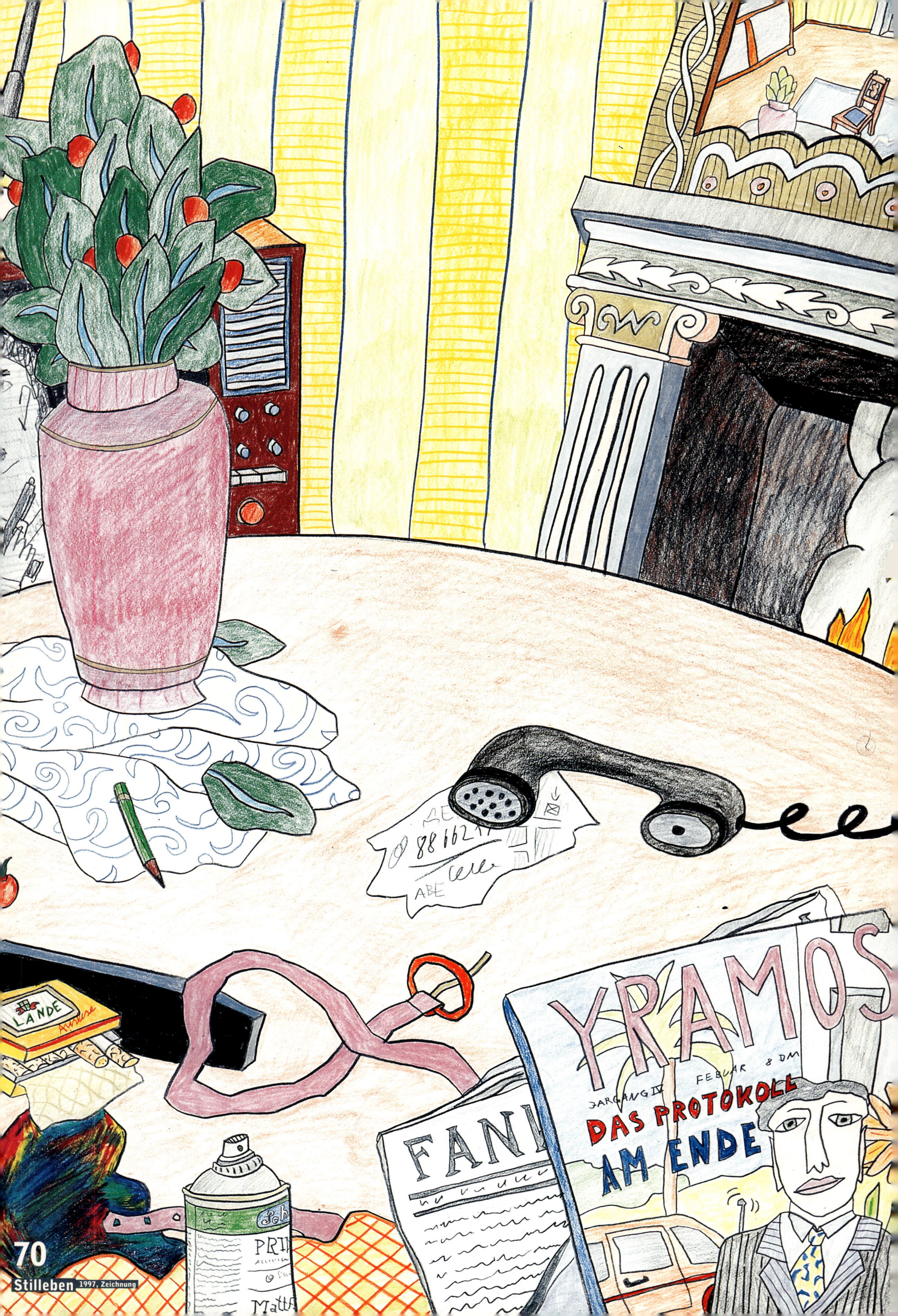

Stilleben 1997, Zeichnung

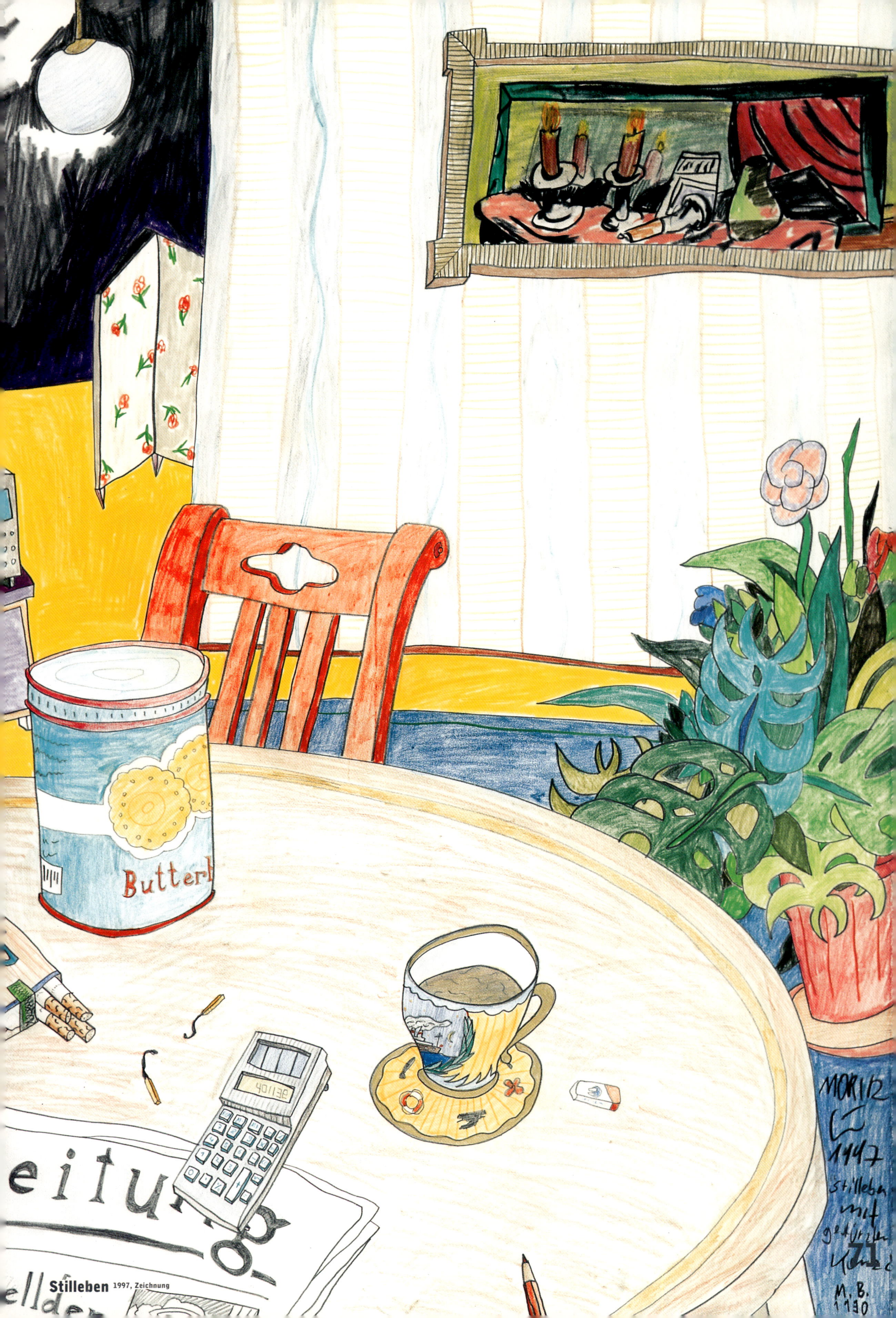

Stilleben 1997, Zeichnung

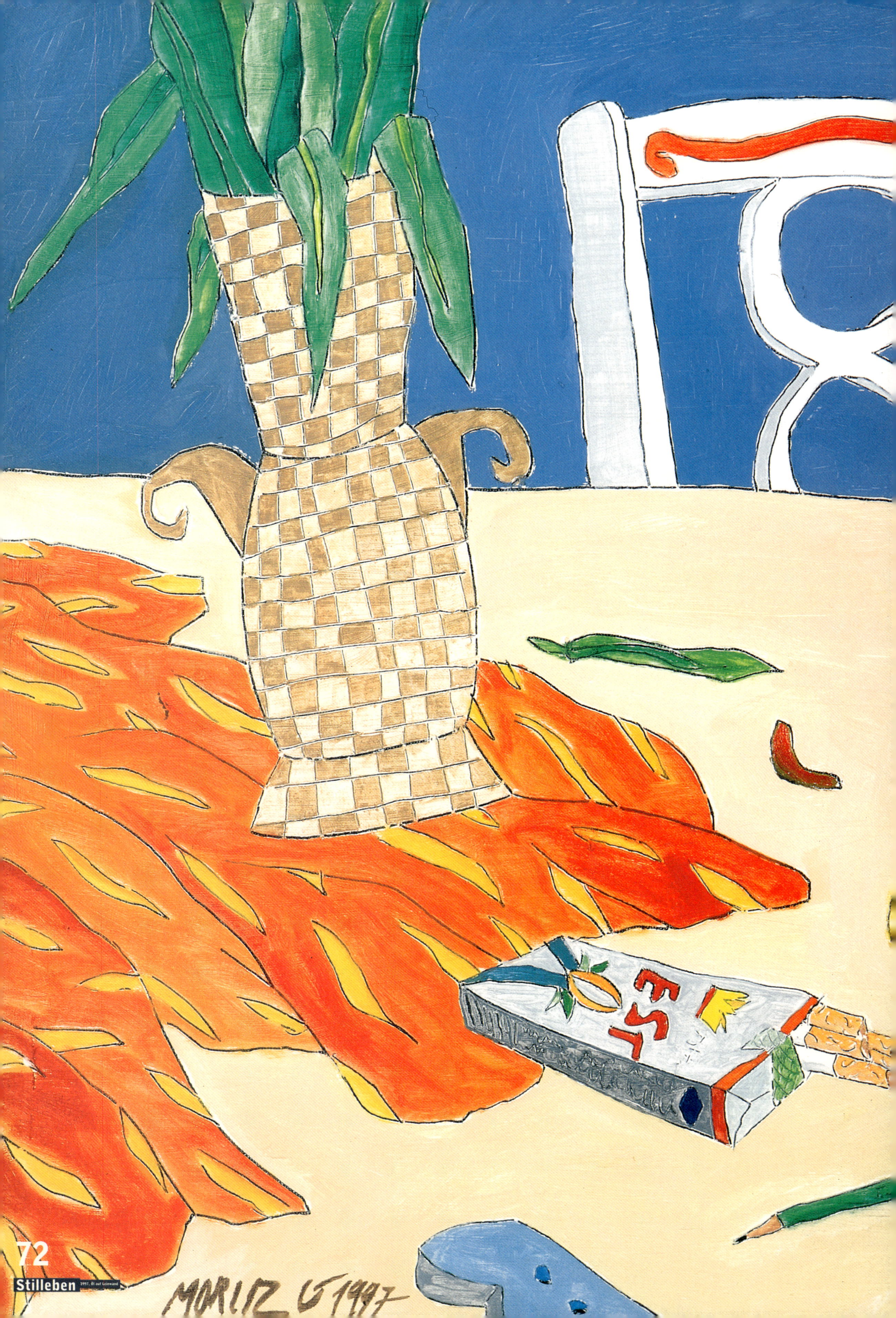

72
Stilleben 1997, Öl auf Leinwand

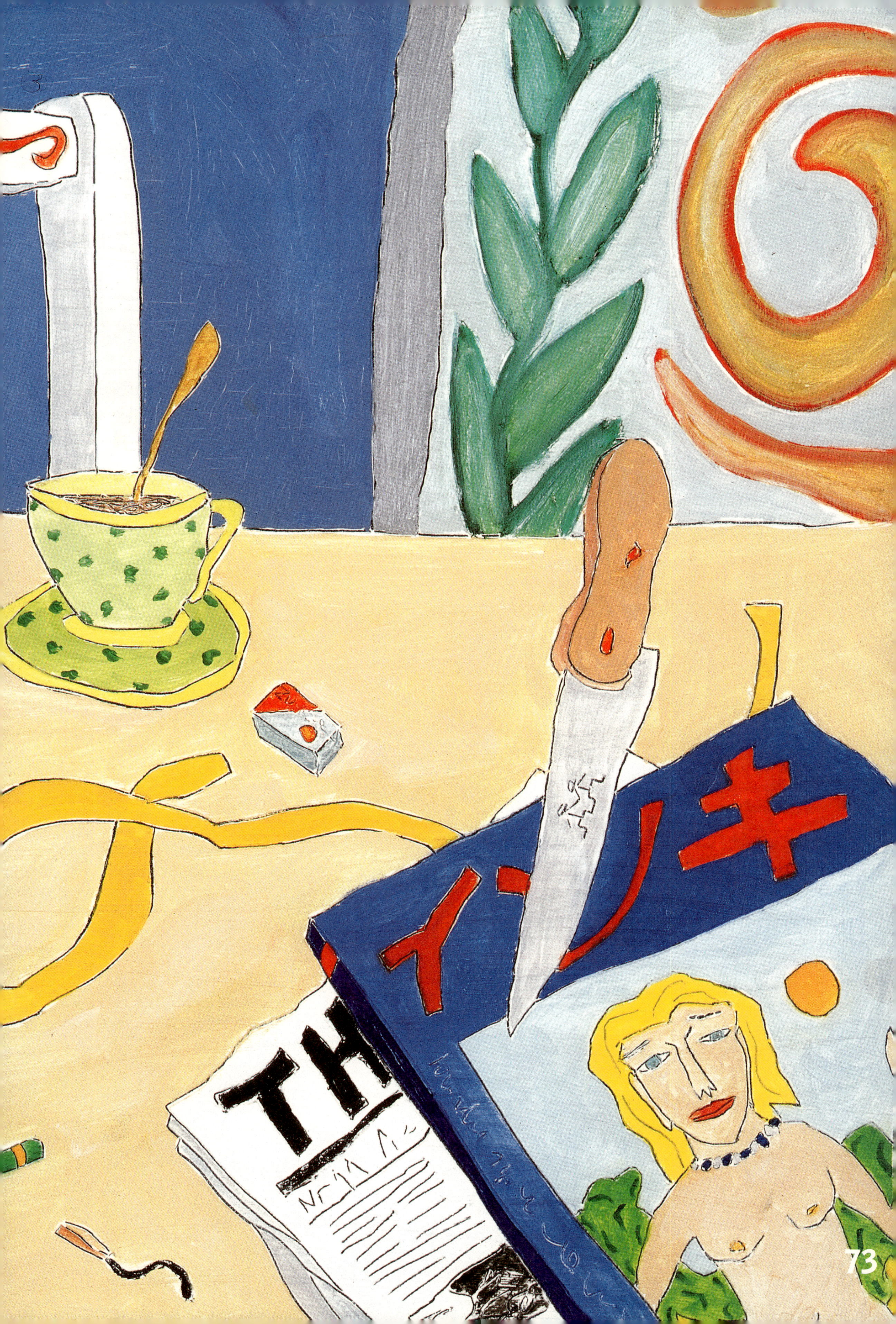
TH

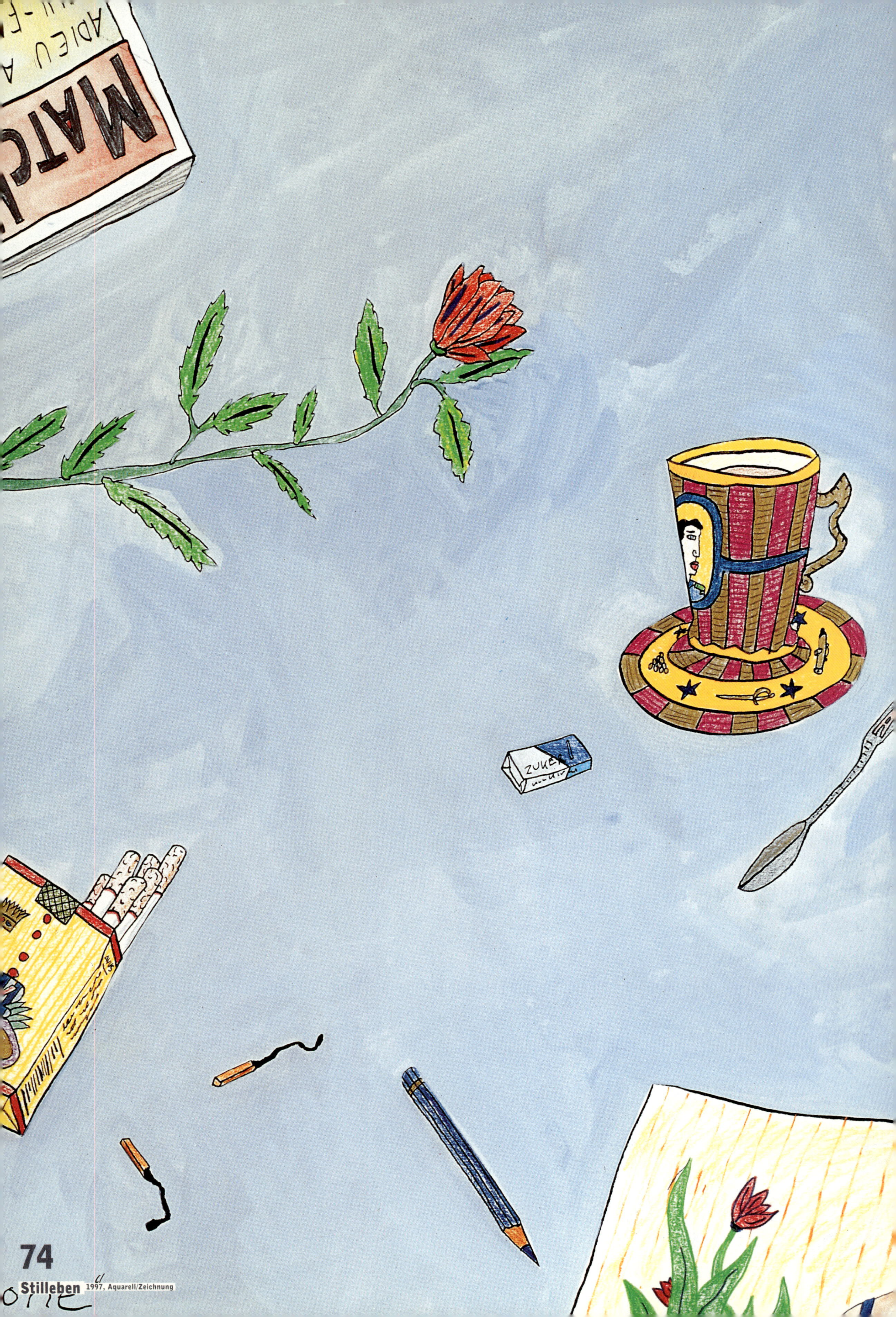

Stilleben 1997, Aquarell/Zeichnung

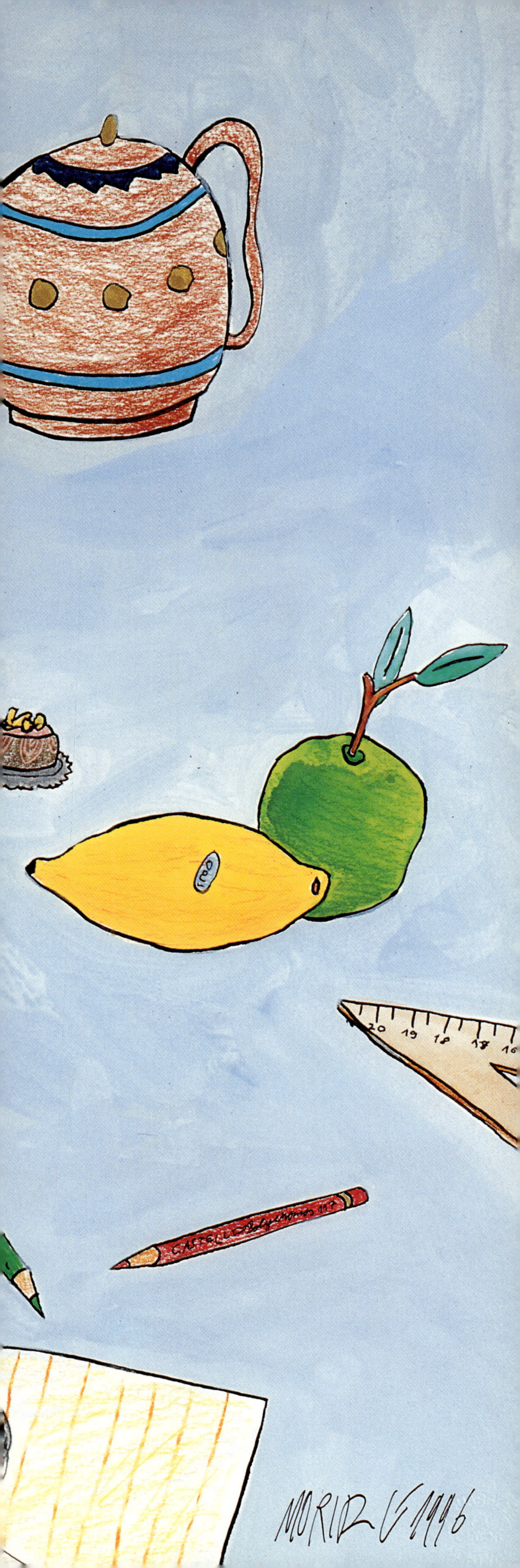

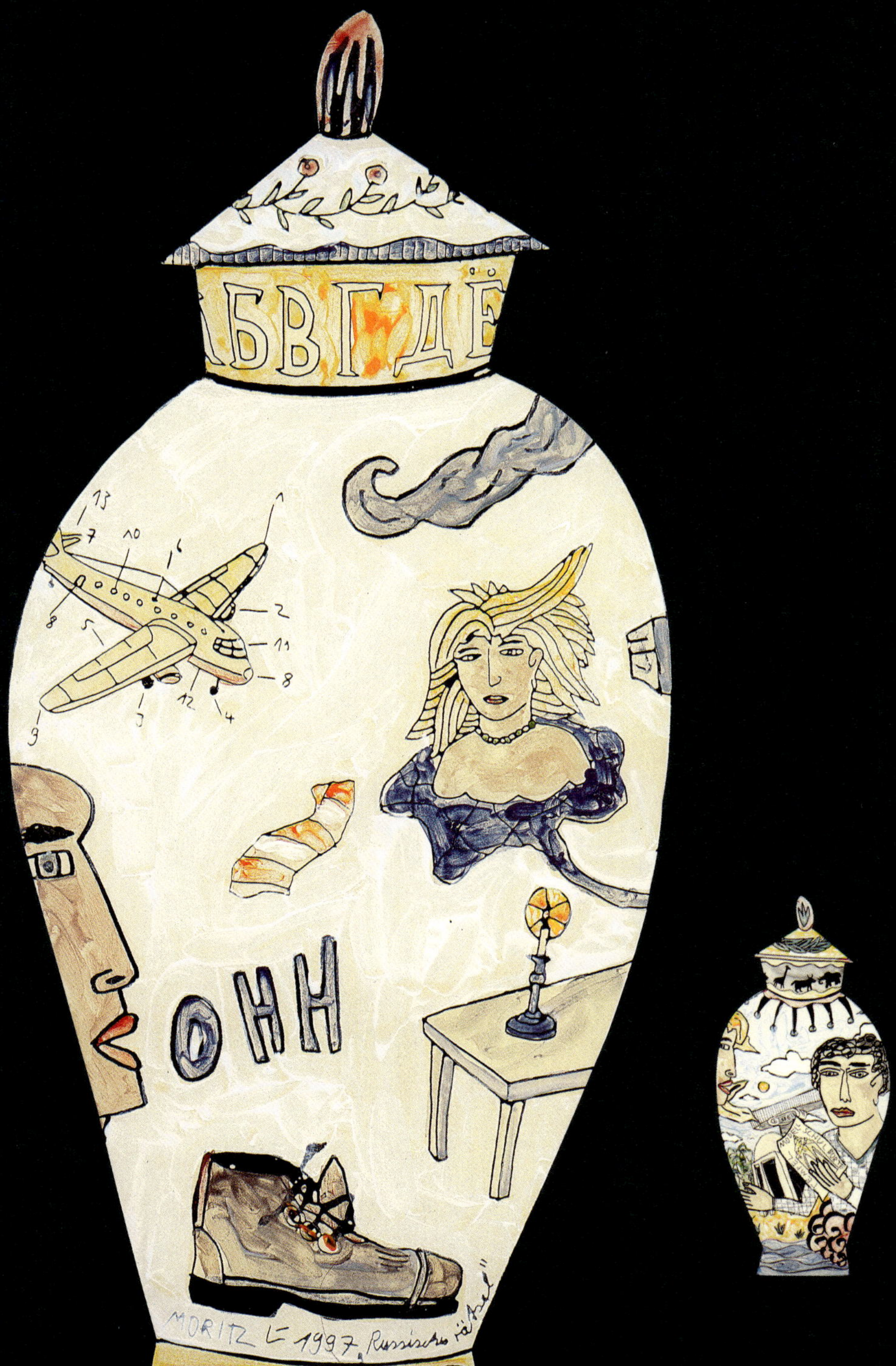

3 Vasen 1997, Email

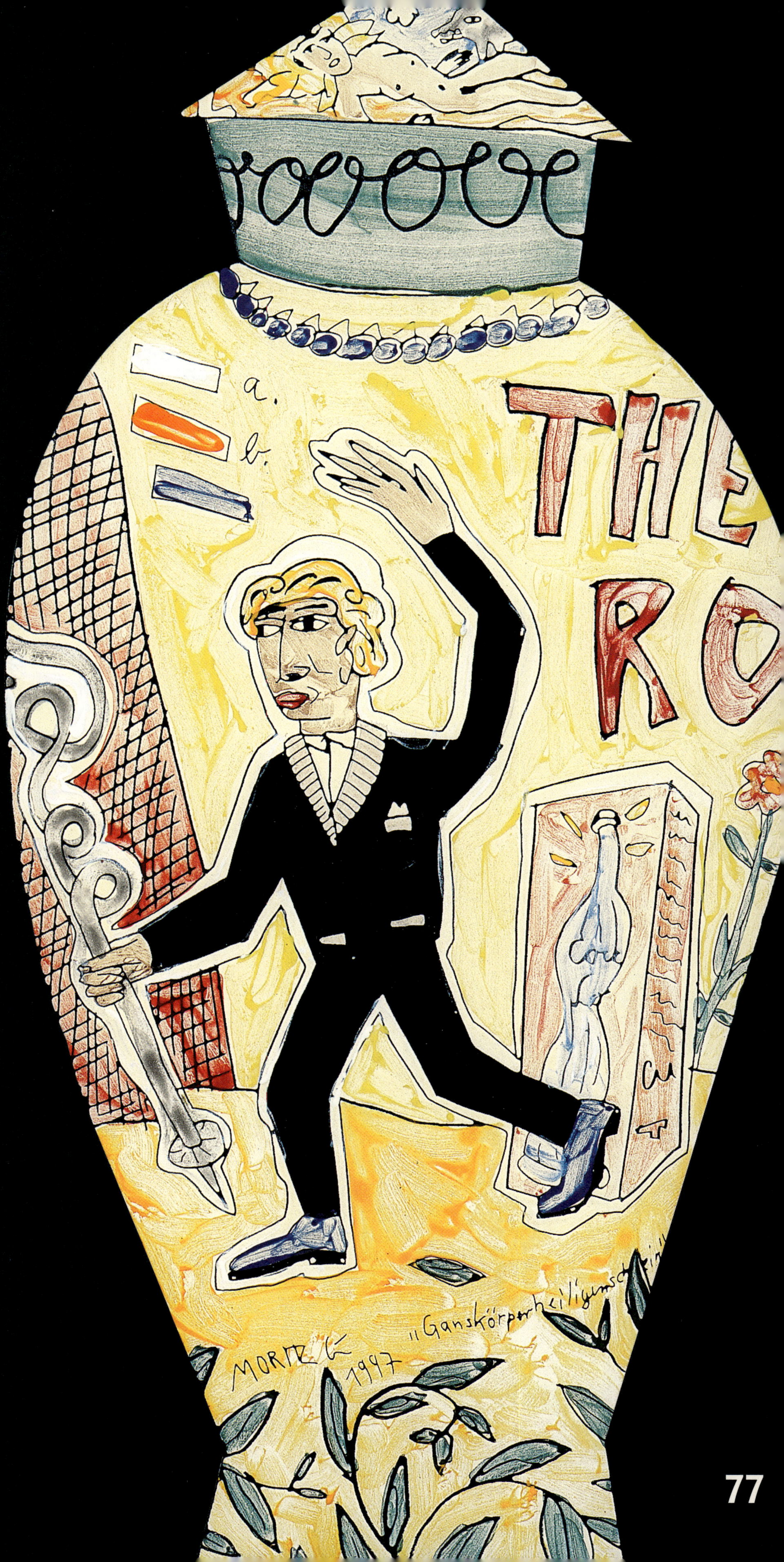
a.
b.
THE
RO
MORITZ
1997

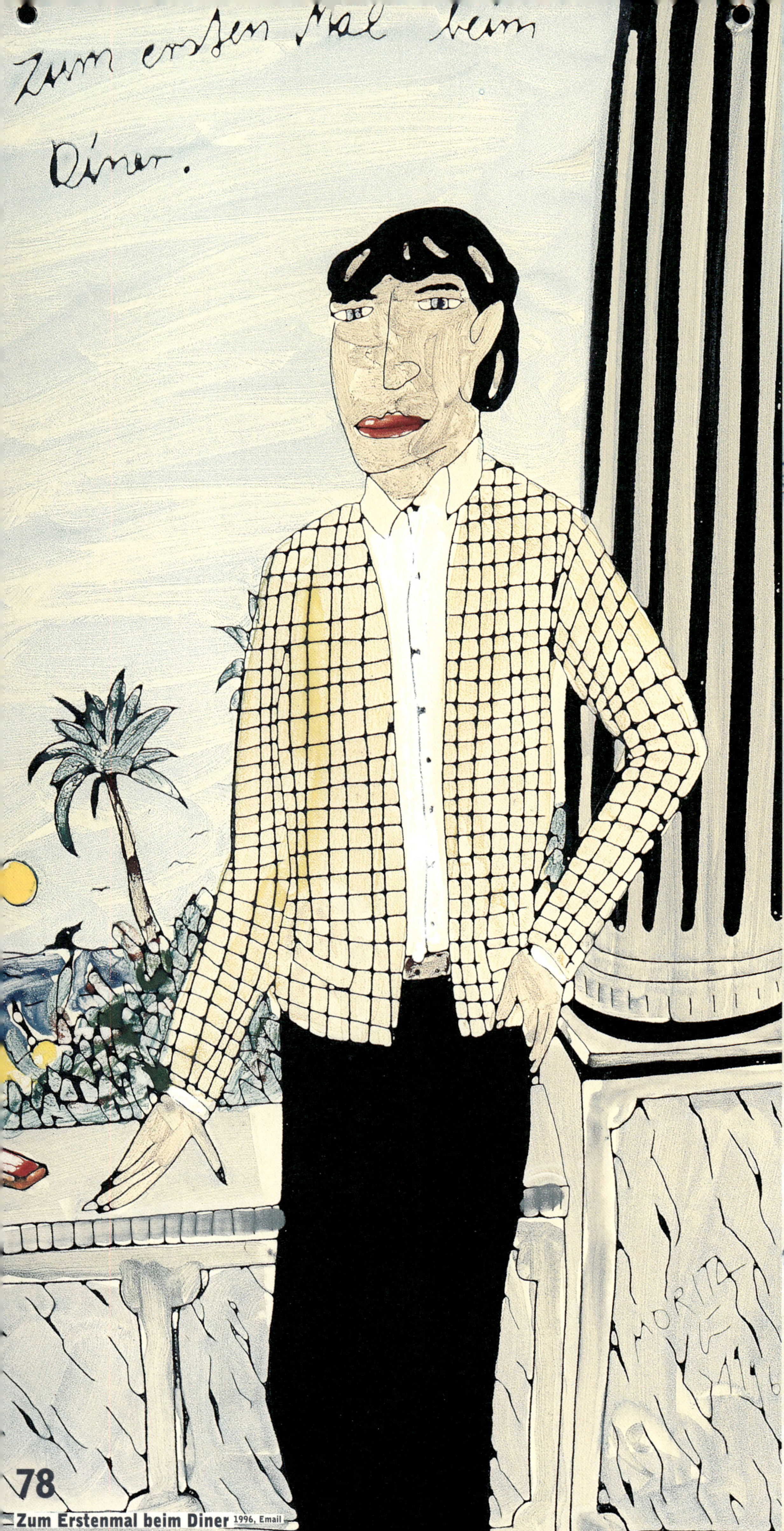

Zum Erstenmal beim Diner 1996, Email

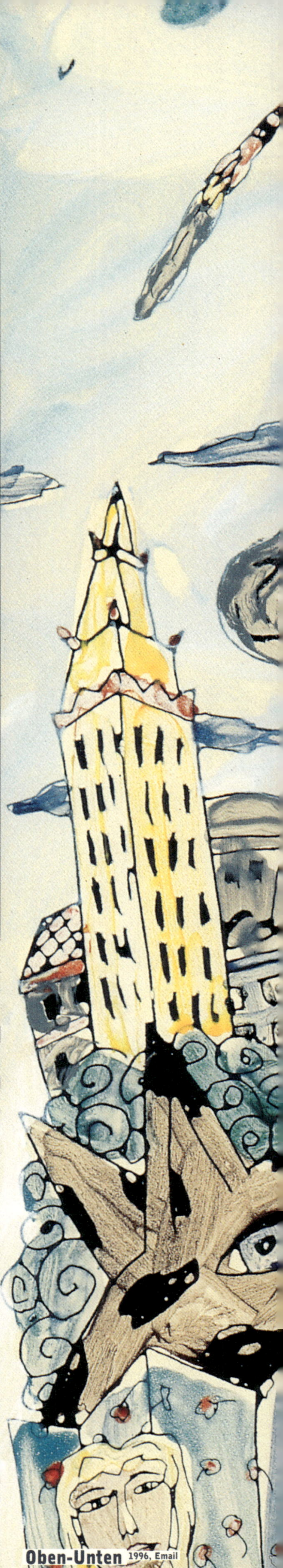

Oben-Unten 1996, Email

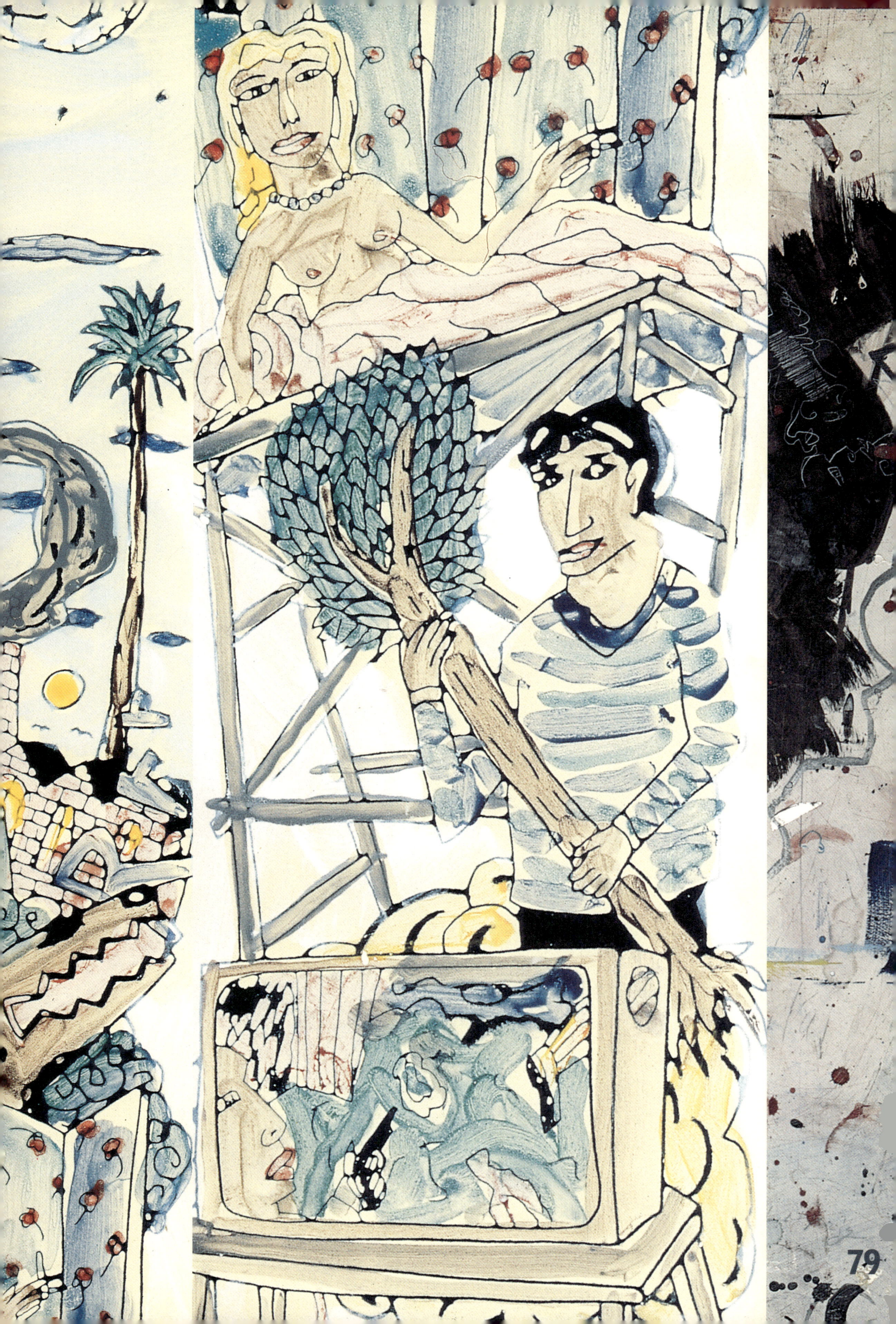

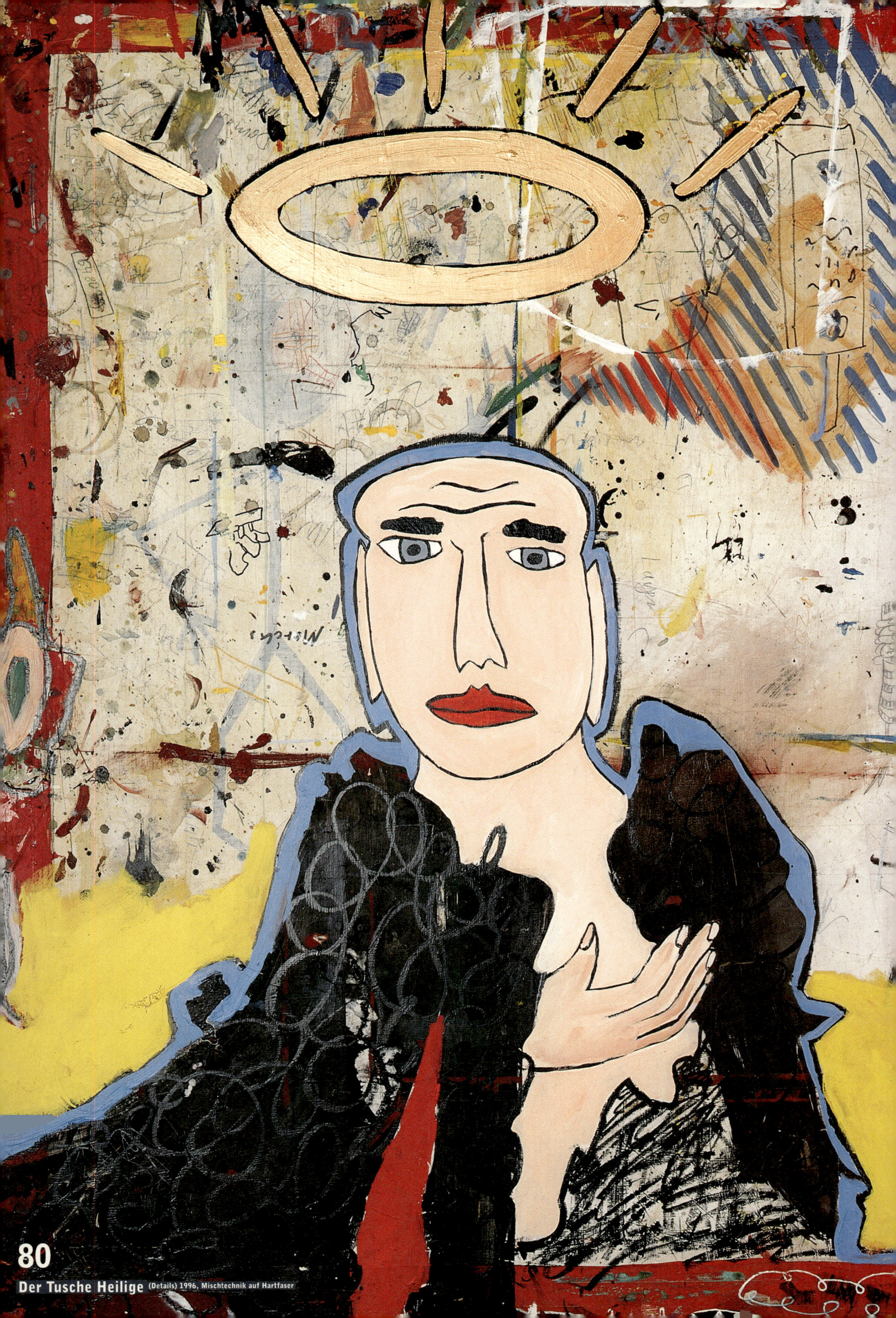

Der Tusche Heilige (Details) 1996, Mischtechnik auf Hartfaser

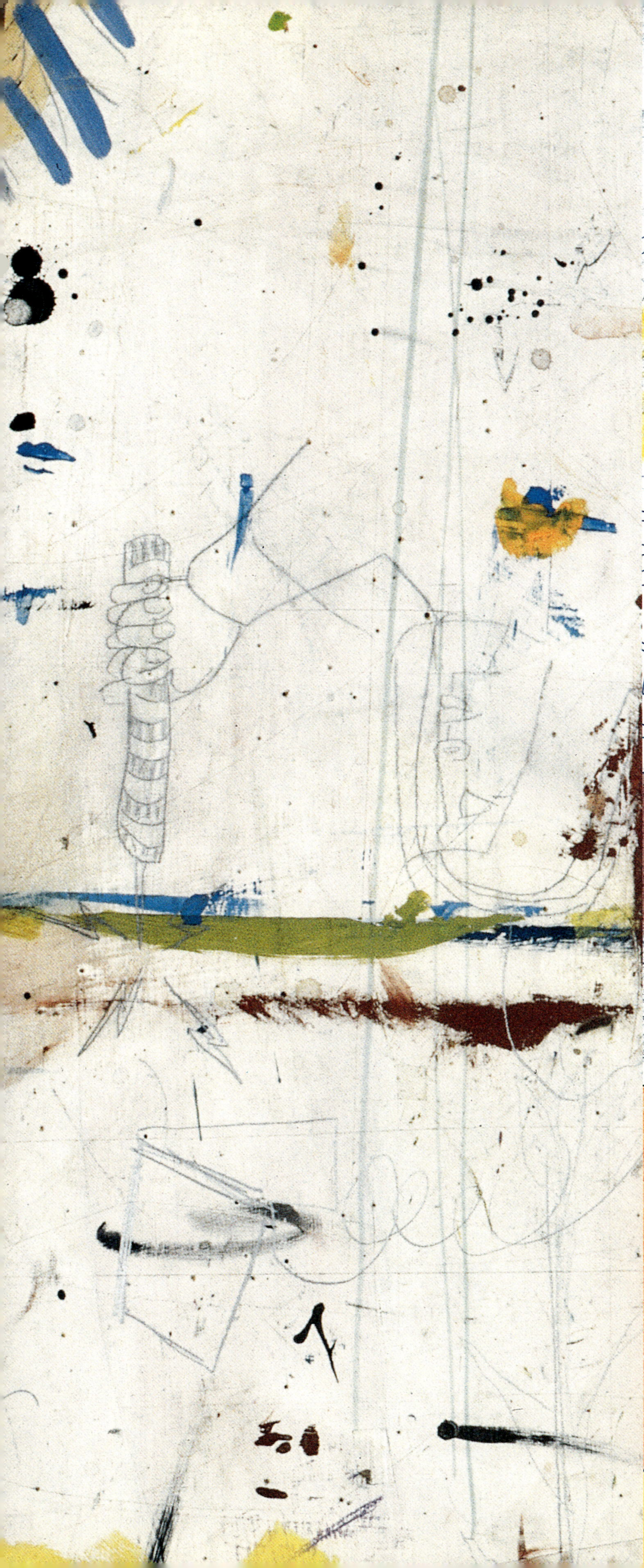

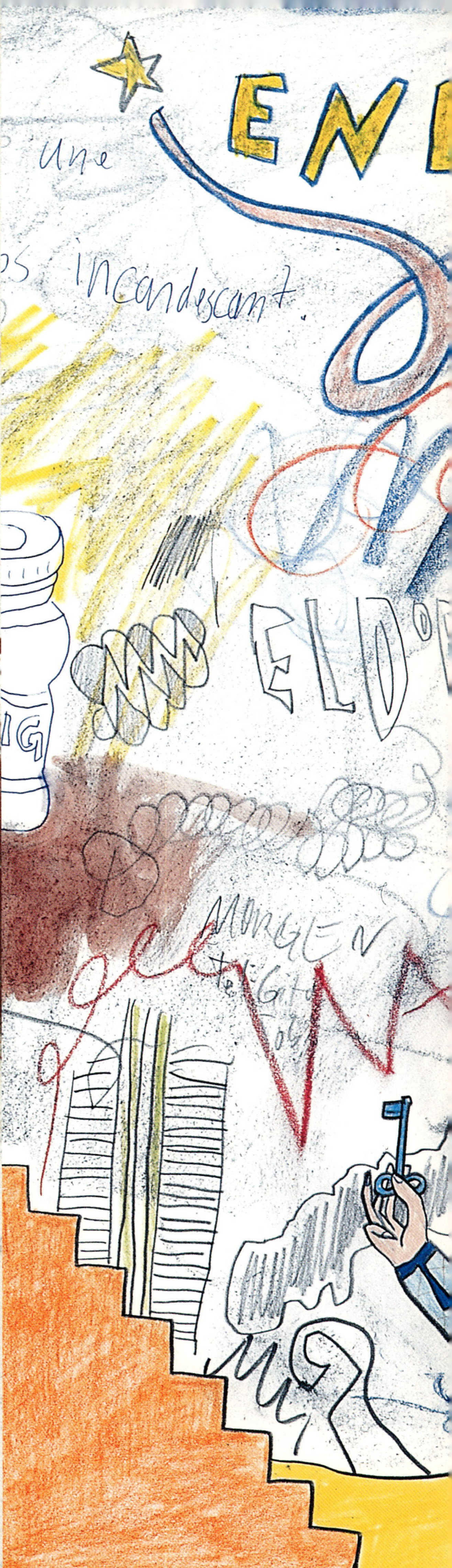

End 1997, Zeichnung

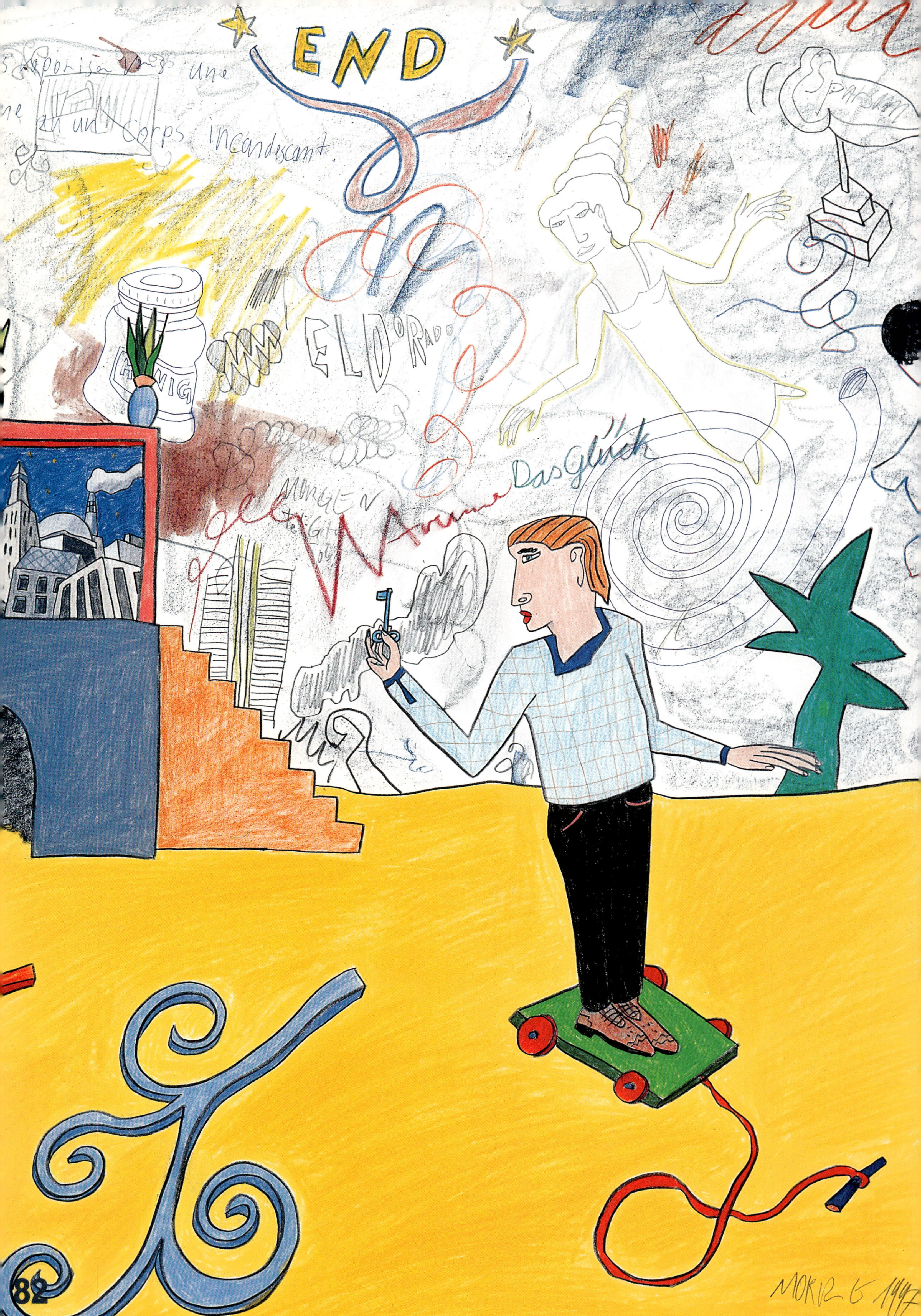

End 1997, Zeichnung

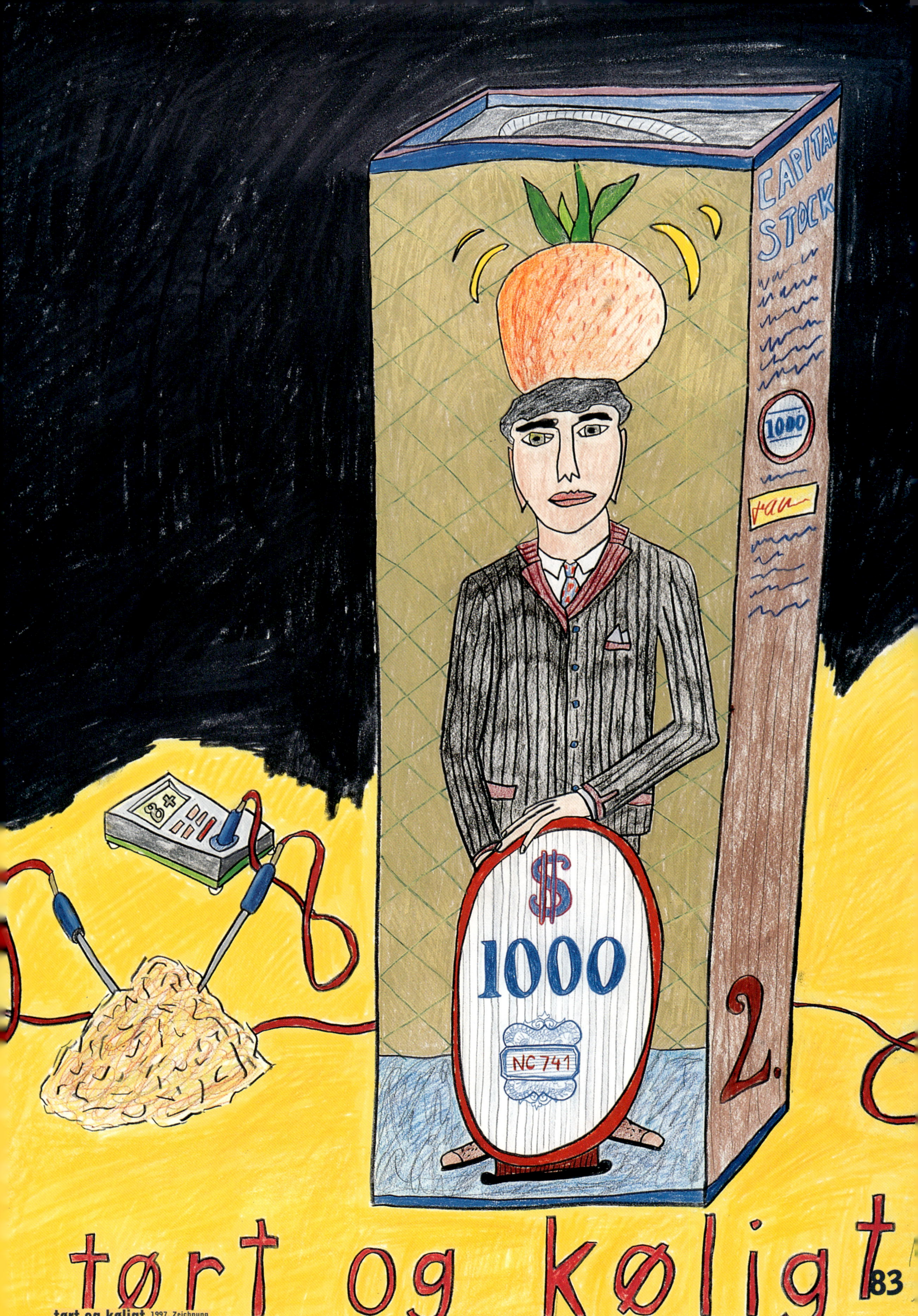

tørt og køligt 1997, Zeichnung

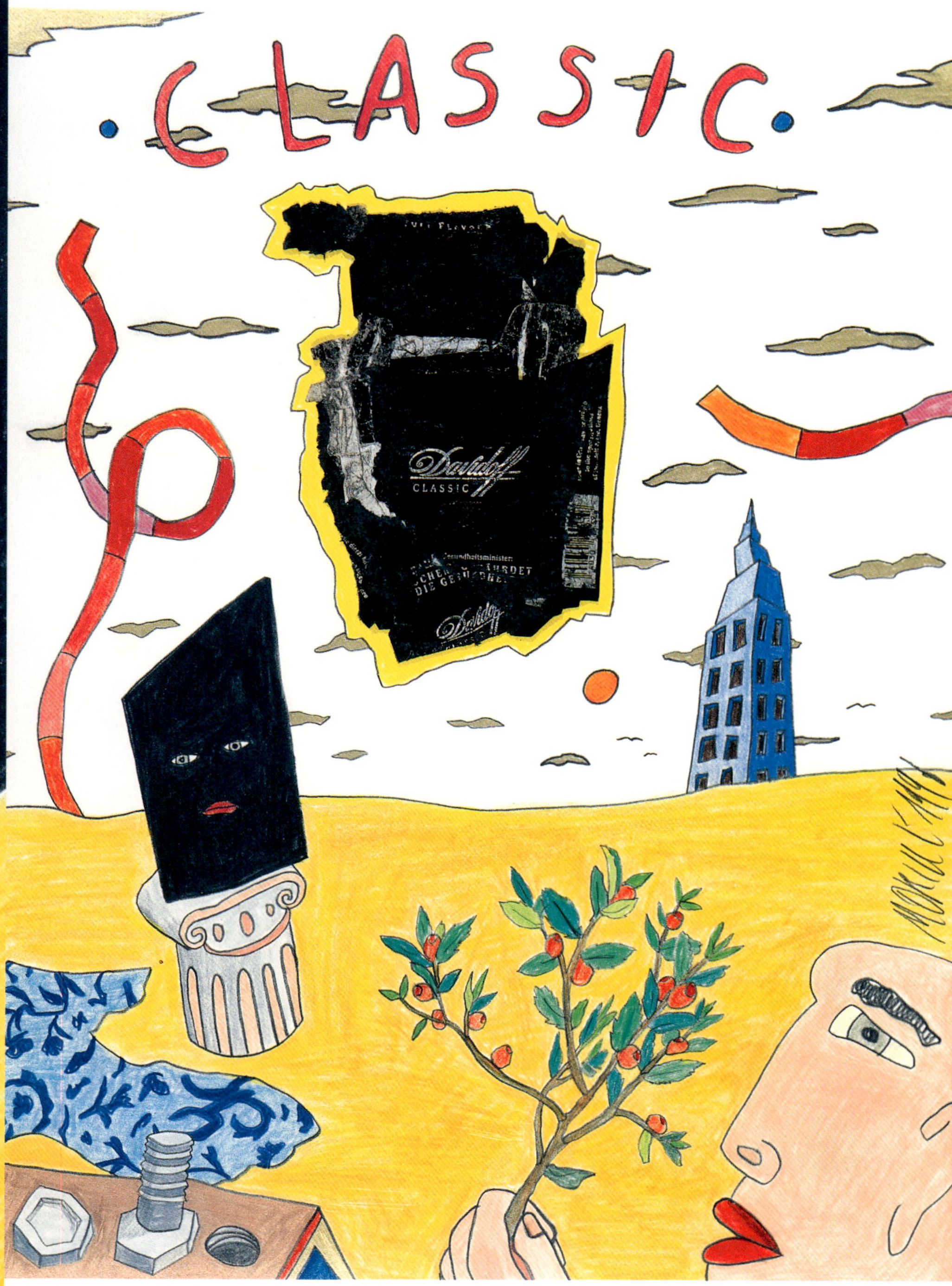

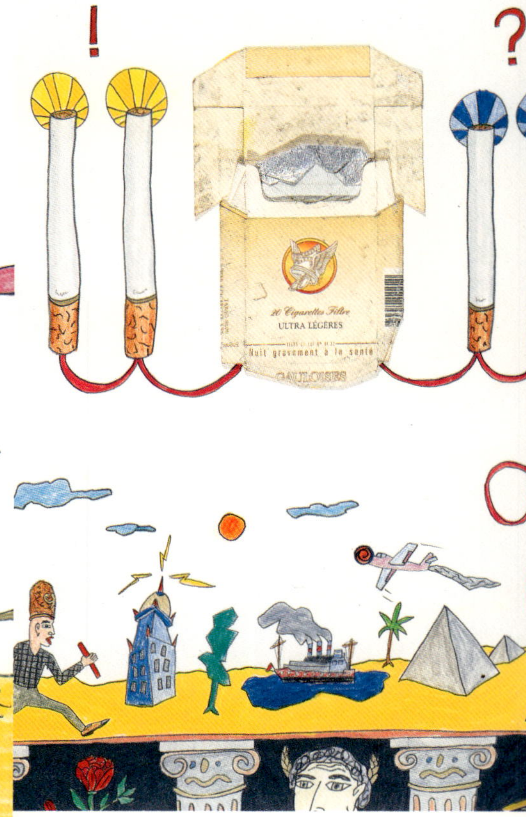

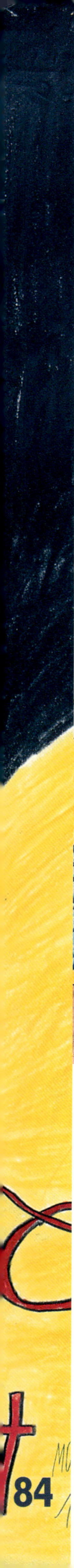

Classic 1996, Zeichnung/Collage **Who is who** 1996, Zeichnung/Collage **Rauch** 1996, Zeichnung **Stilleben** (Detail) 1997, Zeichnung

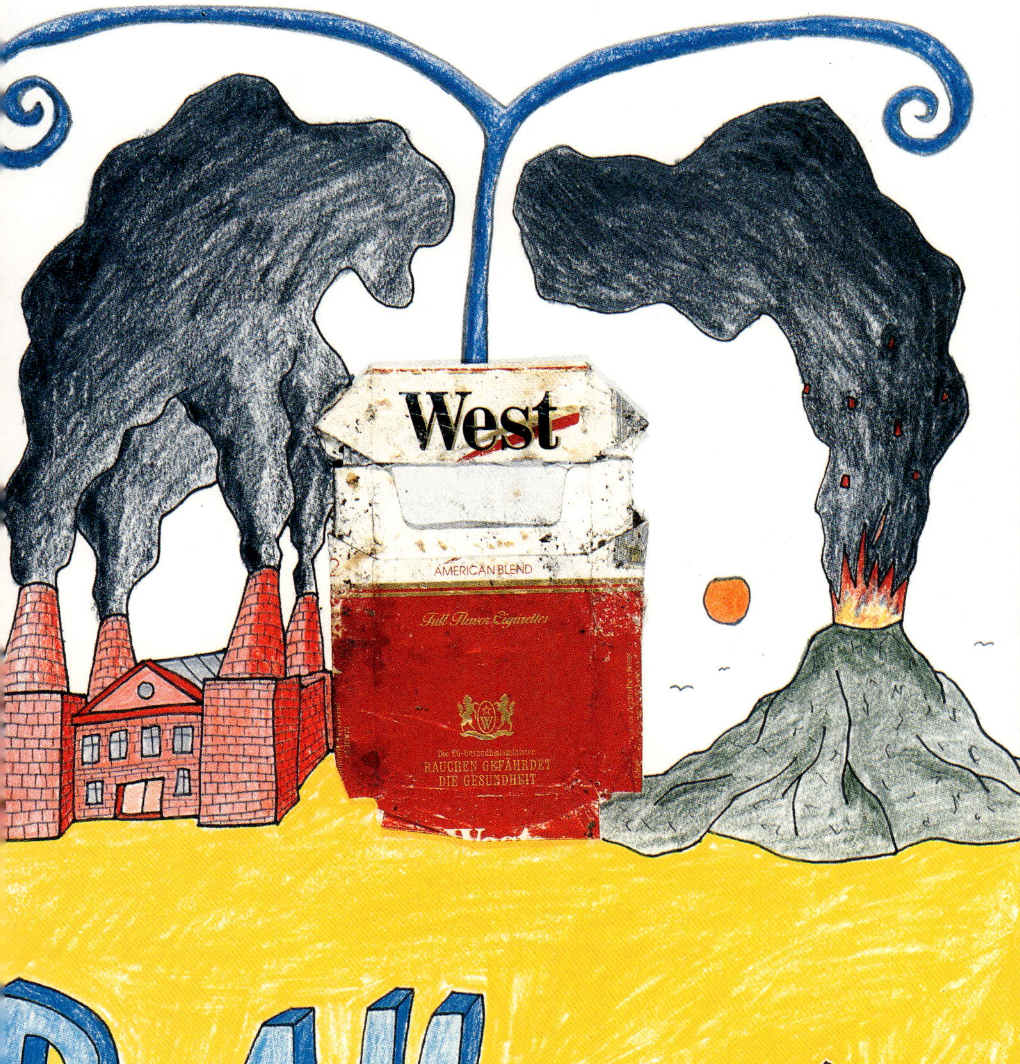
West
AMERICAN BLEND
Full Flavor Cigarettes
RAUCHEN GEFÄHRDET
DIE GESUNDHEIT
RAUCH

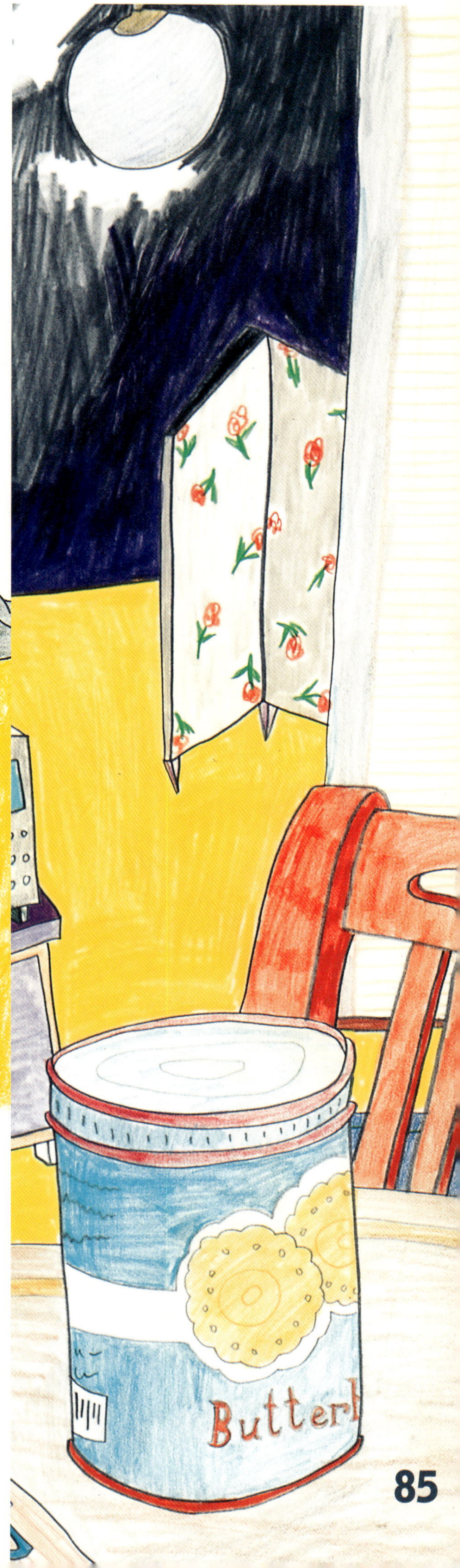

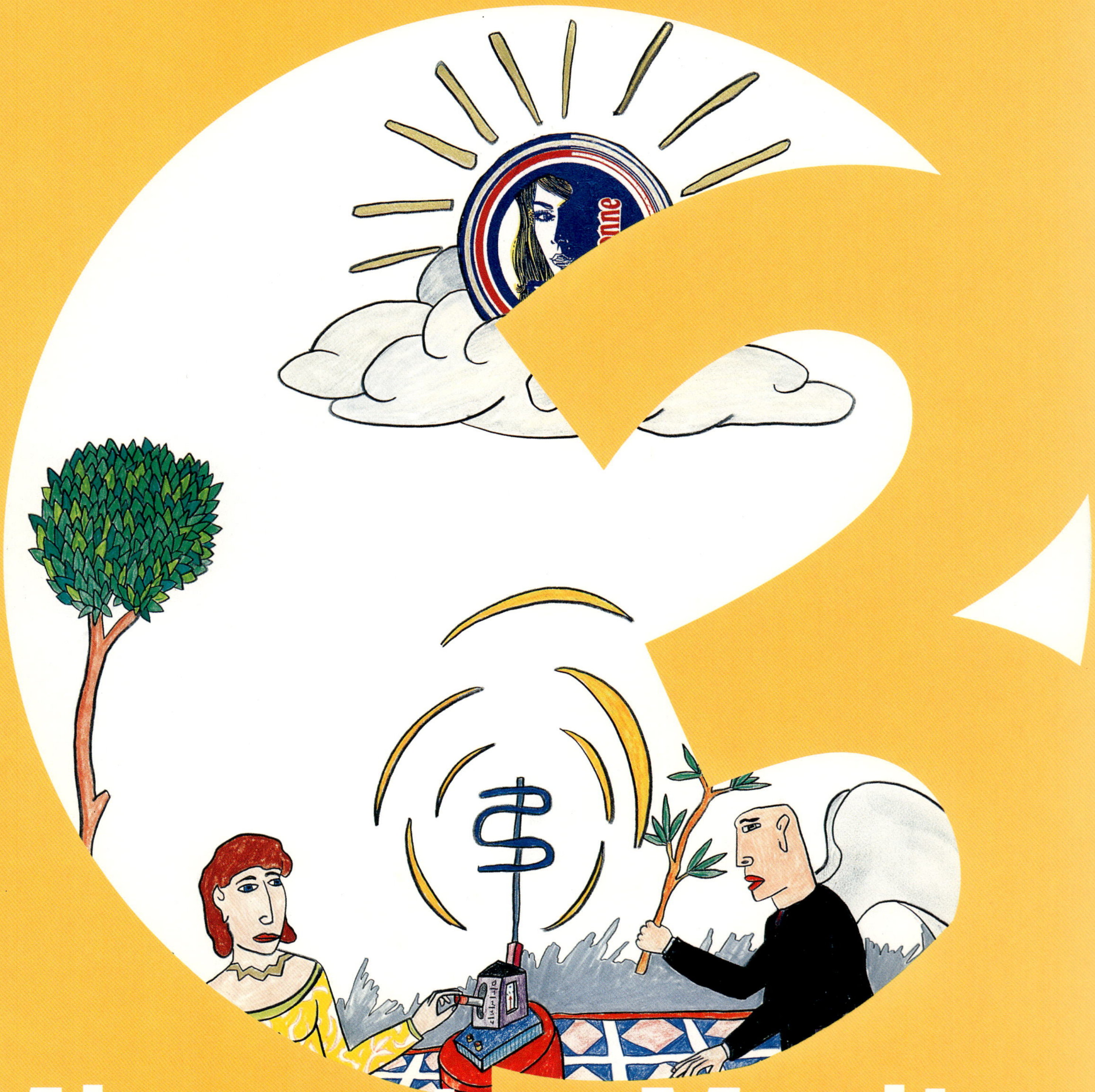

Mixmaster Moritz

Yvonne (Detail) 1997, Zeichnung

Mit Verlaub: auf den «German Pop» eines Moritz 007 haben wir nicht gerade gewartet. Wen drängt es heute wohl noch, so ganz zum Einfachen neigend, ein ritterliches Bekenntnis zu den praktischen Utensilien des daily life abzugeben?
Ein Künder seiner Generation ist er keineswegs, aber, im Gegensatz zu all den anderen trüben Tassen der Retrogarde, weiß er immer einen Ausweg aus dem Opfer-Täter-Netz zwischen Lust und Frust, Trompete und Flasche. Er hat den siebten Sinn für den schmalen Grat zwischen Normalem und Groteskem, deshalb gibt es auch in all seinen abstrakt dubbigen Bildgeschichten ein Happy End, wenngleich zu Anfang rein gar nichts den Verdacht bestätigt, daß die Grenze, welche angeblich die Imagination von der Wirklichkeit trennt und die Bilder von den Tatsachen, löchrig und brüchig geworden ist und manchmal kaum noch zu erkennen. So wie Moritz Götze uns die Story vom «Prinzenraub» erzählt, wird Bildphantasie, vermischt mit bewußt bräsigem Onkel-Stil, zum Licht für die Orientierungslosen, die ansonsten entweder auf Nimmerwiedersehen im Selke-Tal verschwänden oder unter der Hungerbank in Castorfs Volksbühne. Dem Mehltau der totalen Beliebigkeit hat Götze klare Perspektiven entgegengesetzt. Der heutige Künstler, zumal wenn er seine Kindheit weder blaublusig noch rotbesockt oder unter den Augen grün ergrauter Gesundheitsschuhträger verbringen mußte, trägt seine Insignien nicht zu Schau, sondern verbirgt sie in Künstlerbüchern im Westentaschenformat. Er wird zwar niemals die Welt verändern, er hat ja nicht mal die geringste Ahnung davon, was die Welt eigentlich sei, seit ihm zu Ohren gekommen ist, daß es unendlich viele Parallel-Universen gebe, lauter Doppelgänger der Wirklichkeit, und dieser Gedanke verklebt ihm die grauen Zellen. Aber immerhin zeigt er symbolisch Flagge: in der linken Hand den Zeichenstift (und durch das blutig ausfließende Pentagramm den schwarzen Mächten verfallen), in der rech-

Mixmaster Moritz

I beg of you: we weren't exactly eagerly awaiting «German pop» à la Moritz 007. Is there anyone today who, with a tendency towards the simple things, still has the urge to proclaim a knightly confession towards the practical utensils of daily life?

He is in no sense a harbinger of his generation. But in contrast to all the other murky puddles left by retro-garde downpours, he always knows an escape from the sticky offender/victim web spun between desire and frustration, trumpets and the bottle. He has a seventh sense for the narrow borderline between the normal and the grotesque; this is why all of his abstract dub picture stories always have a happy end, even though at the beginning absolutely nothing solidifies the suspicion that the border that supposedly separates imagination from reality and pictures from facts has begun to leak and crumble ... and is sometimes hardly recognizable. The way Moritz Götze tells us the story of the «Prinzenraub» allows pictorial fantasy (mixed with a consciously rough-uncle style) to become a light for the disoriented who would otherwise disappear into the Selke valley to never be seen again or land under the starvation bench at Castorf's Volksbühne. Götze confronts the flour dew of complete arbitrariness with clear perspectives. Today's artist – especially if he was not forced to spend his childhood in a blue shirt or with red socks or under observation by greying green health-sandal advocates – does not display his insignias, but rather hides them in art books in a coat-pocket format. He may never change the world – in fact, he doesn't even have the faintest shimmer of an idea of what the world actually is since he heard that there are an endless number of parallel universes and a myriad of reality-impostors ... and this idea clogs his grey cells. But in any case he raises a flag symbolically: in his left hand a sketching pen (which has succumbed to the black powers within the bloody pentagram), in his right hand, a hand-grenade. This is very «now» and

ten die Handgranate. Das ist ein sehr heutiges, absolut aktuelles Verhalten mit realer Schärfentiefe. Moritz Götze wird so auf ganz unspektakuläre Art zum Retter verlorener Paradiese. Mir schwant, er ist ein Vor-Bild der Lockerungsposen, gleichzeitig ein Nachbrenner in den Kultspalten. Sein Frieden war der des kitzelnden Untergrunds. «G. trat erstmals im März 1982 als Befürworter des sogenannten sozialen Friedensdienstes (SOFD) operativ in Erscheinung. In der folgenden Zeit war G. u.a. Teilnehmer des sogenannten Friedensmarsches (November 1982) sowie weiterer Aktivitäten und Veranstaltungen der Friedensdekaden 1982/83. Weiterhin beteiligte sich G. aktiv bei der Vorbereitung und Durchführung der durch den (x) in der Christusgemeinde organisierten sogenannten Musikwerkstatt für ‹Punk-Band's› am 30.04.1983. G. selbst ist Mitglied einer Musikformation die ausschließlich Musik mit sogenannten Punkcharakter zum Vortrag bringt.»

Wenn es irgendwo im Überlappungsbereich zwischen Kunst/Bands/Gegen-Öffentlichkeit eine Plattform gab – Götze besetzte sie mit zündenden Ideen. Und die Staatsschützer schlugen zitternd Alarm. Heute schläft Halle den Schlaf der Besengten unter der Mütze der Sieger über die Mini-Kunstszene. Kein Freispiel mehr drin, seit Baader gegen eine Straßenbahn lief. Die Letzten Recken taumeln im Ausfallschritt – da muß man sich einfach nach neuem Terrain verziehen.

Moritz Götze füllt die Leere, die die zurückgedrängte Hallenser Subszene Ende der 80er Jahre hinterläßt, mit allerlei Zufallsmunition, Zeppelinen zum Beispiel, die am Himmel einfach so vor sich hinsegeln. Das tut er natürlich nicht, um der Welt bei ihren Ego-Problemen auf die Sprünge zu helfen, sondern weil es einfach Spaß macht, künstlerische Produktionsenergie in der Welt zu verpulvern. Götze ist ein Hochenergetiker und kocht nie auf Sparflamme. Wenn das nicht revolutionär ist in einer Welt zwischen Bocksgesang und Zephyrsgesäusel …?

Siebgedruckt kennen wir ihn schon länger und als Power-Bruder einer neuen Bilderbogen-Bewegung, die hierzulande spät, aber gerade noch rechtzeitig genug ihr Sperrfeuer in Richtung Galerien abgab. This stuff is really fresh …

absolutely contemporary behavior with true depth of focus. Moritz Götze thus becomes a savior of lost paradises in a completely unspectacular way. Something tells me that he is a pre-image for relaxed poses and simultaneously an afterburner in the cult columns. His peace was that of the prickling underground. «G. made his first operative appearance in March of 1982 as an advocate of the so-called Social Peace Service. In the following period G. was a participant in the so-called peace marches (November 1982) as well as in further activities and events of the peace decades 1982/83. In addition, G. was actively involved in the preparation and realization of the so-called music workshop for «punk bands» on 30.04.1983 organized by (x) in the Christusgemeinde. G. himself is a member of a music group that solely performs music with a so-called punk character.» When an area of overlap between art/bands/alternative public spheres appeared, Götze occupied them with ideas that sparked... and a trembling state security service set off the alarm. Today Halle is sleeping a sleep of the scalded under a victor's hat that lies over a mini art scene. No more free games since Baader ran into a streetcar. The last ones stretch and tumble in a lunge – there's no question then that one has to retreat into new terrain.

Moritz Götze fills the gap that the Halle sub-scene left in the wake of their forced retreat – with all kinds of chance munition, zeppelins for example, that simply hover self-satisfied in the sky. He doesn't do this in order to help the world with its ego-problems, but rather because it is simply fun to blast artistic production energy into the world. Götze is highly energetic and never cooks with the pilot light. If that isn't revolutionary in a world that lies between Bocksgesang (stubborn choirs) and Zephyrs murmuring...

Silk-screened we have known him for quite some time and as the power-brother of a new picture-book movement that set off its barrage late (but just barely in time) in the direction of the galleries. This stuff is really fresh ...

The «Halle Crumple-Style» – a typical representational relationship found in the Deutschn Dmokraatschn Rbubliik (German Democratic Republic à la Erich Honecker) as nursed by Willi Sitte, the head grouch of the artist

Der «Hallesche Knitterstil», ein typisches Abbildungsverhältnis der Deutschn Dmokraatschn Rebubliik, so wie ihn z. B. Willi Sitte, der Obermotz des Künstlerobservationsapparates pflegte, hat ihn dabei nie interessiert. Möglicherweise hat Götze das verkrustete Machtsystem und seine Bebilderung überhaupt nur von der sozialen Unterseite aus wahrgenommen. In den 80er Jahren bestand für junge Künstler im Osten Deutschlands ja gar keine Notwendigkeit mehr, sich als Kitt ins System schmieren zu lassen. Daß Götze aus einer Künstlerfamilie stammt, ist dagegen eine nicht unwesentliche Voraussetzung für seinen Gedankenflug und seine künstlerische Arbeitsweise. Moritz Götzes Vater, der jahrzehntelang als Mittelpunkt eines ausgeprägten, und bereits seit Albert Eberts Künstler-Heizer-Status DDR-weit bewunderten Außenseiterbewußtseins zu erleben war, vermochte bereits den kleinen Moritz in die Welt der Pop Art und ihre grellen Überzeichnungen einzuführen. Die Lust am Warhol-Effekt hat sich bei Moritz Götze freilich längst kanalisiert und infantilisiert. Und auch der literarische Stil und die Bitterkeit des Vaters ist auf Ritter Moritz nicht übergegangen. Ein Besuch bei ihm beginnt zumeist mit einem Blick in die DURAVIT-Kloschüssel, die das Bild eines aufgereckten, wolkenkratzenden Turms deckelt. Man (und frau natürlich auch) wird ihn als einen aufgerichteten Reibebaum (keinesfalls einen Eremitenturm!) deuten. Sorry, ein ästhetische Modell, das die wirkenden, zu DDR-Zeiten gerontokratischen, jetzt juvenil patriarchalischen Ausschluß-Mechanismen in Kunst und Gesellschaft verbarrikadieren oder hemmungslos ironisieren würde, hat Götze nicht parat. Er verläßt sich auf Träume und sein Trieb- und Seelenverlangen.

Manchmal kommt Götze ein wenig geläuterter daher – zeichenhafter, emblematischer, komprimierter. Dann kurvt er durch die Kunstgeschichte, grüßt Beckmann, die Digedags und die alt-neue Ornamentik einer Schule der jahreszeitlich wechselnden Prächtigkeit. Kein Erbarmen mit den Altmeistern. Ein Gruß an Cézanne zwar, aber ein Abgesang auf den «Modellbauer» pastoraler Szenen. Welch eine Tragödie der Reife. Im Geradeaus-der-Mode-Geschafften ist Götze groß, witzig seine ästhetische Logik, ein wahrhafter Kidnapper auf dem Felde des Populären.

Christoph Tannert

observation apparatus – never interested him. It could be that Götze only perceived the crusted system of power and its self-representation from a position on the social underside. For young East German artists in the eighties it was no longer a necessity to let oneself be smeared as putty in the system's cracks. In contrast, the fact that Götze comes from a family of artists can be seen as an essential prerequisite for his flight of fancy and his artistic work. Moritz Götze's father, who could be experienced for decades at the center of an outsider-consciousness that was established and well-known in the GDR since Albert Ebert's status as artist/stoker, already managed to introduce little Moritz to the world of Pop-Art and its loud overtones at an early age. Moritz Götze's Andy-Warhol urges have of course long since been channelled and become more infantile, and even the literary style and bitterness of his father were not transferred to Moritz the Knight. A visit to his home usually begins with a view through the DURAVIT-toilet bowl that covers the image of a outstretched sky-scraping tower. One (men and women!) interprets it as an upright scratching-tree (in no way as a hermit's tower!). Sorry, Götze does not possess an aesthetic model that would barricade or pour irony over the effectual mechanisms of exclusion in art and society – in the GDR gerontocratic, now juvenile and patriarchal. He trusts in dreams and the desires that stem from urges and the soul.

Sometimes Götze takes on a more upbeat role – more sketchy, emblematic, reduced. Then he zooms through art history, greets Beckmann, the Digedags and the old/new ornaments of a school that alters its illustriousness through each seasonal change. No pity for the old masters. Greetings to Cézanne but a rebuke towards the «model-builders» of pastoral scenes. What a tragedy of maturity. Within the «recently-outmoded» Götze is a great, his aesthetic logic is witty: a true kidnapper on the fields of the popular.

Christoph Tannert

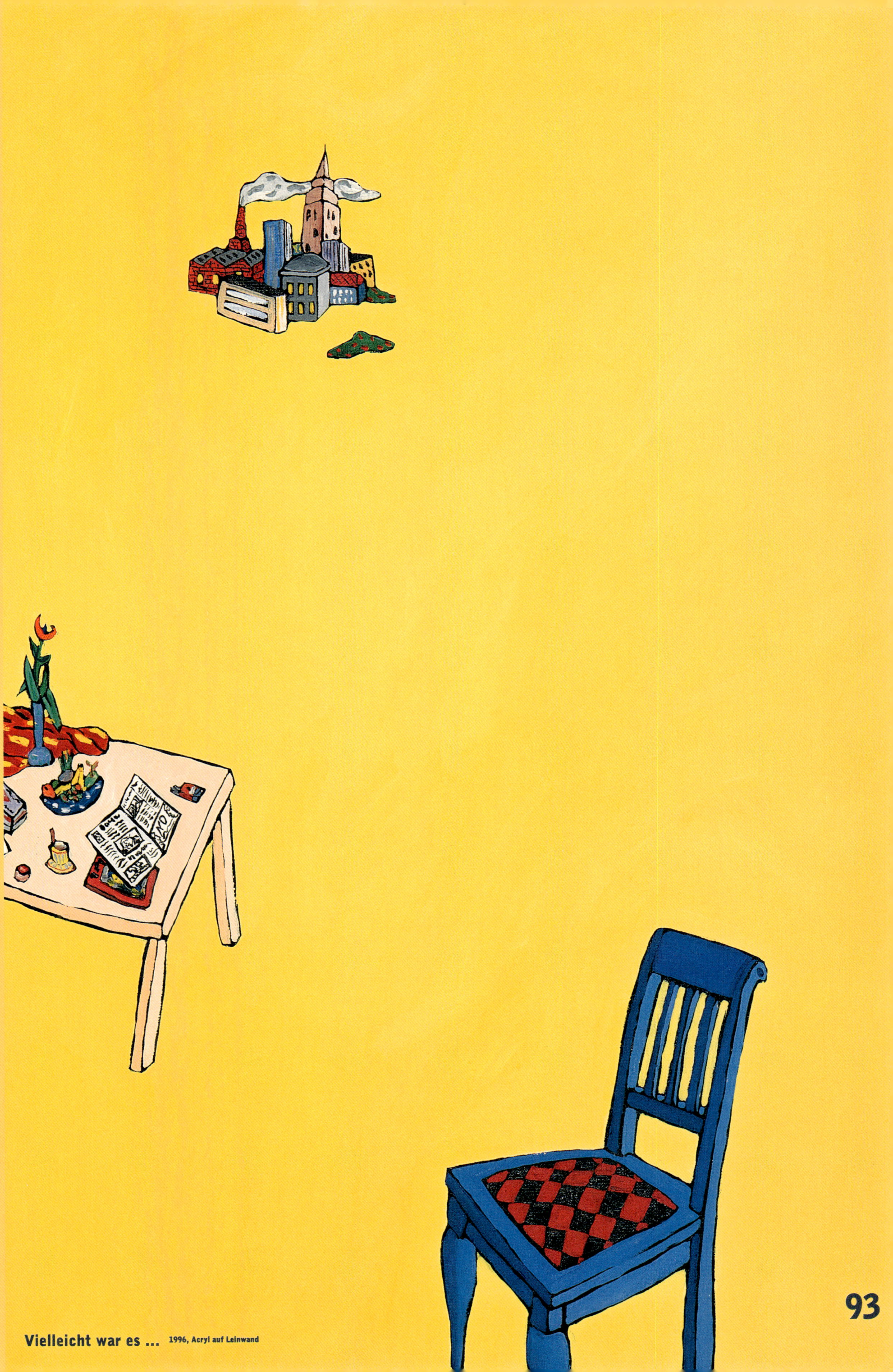

Vielleicht war es ... 1996, Acryl auf Leinwand

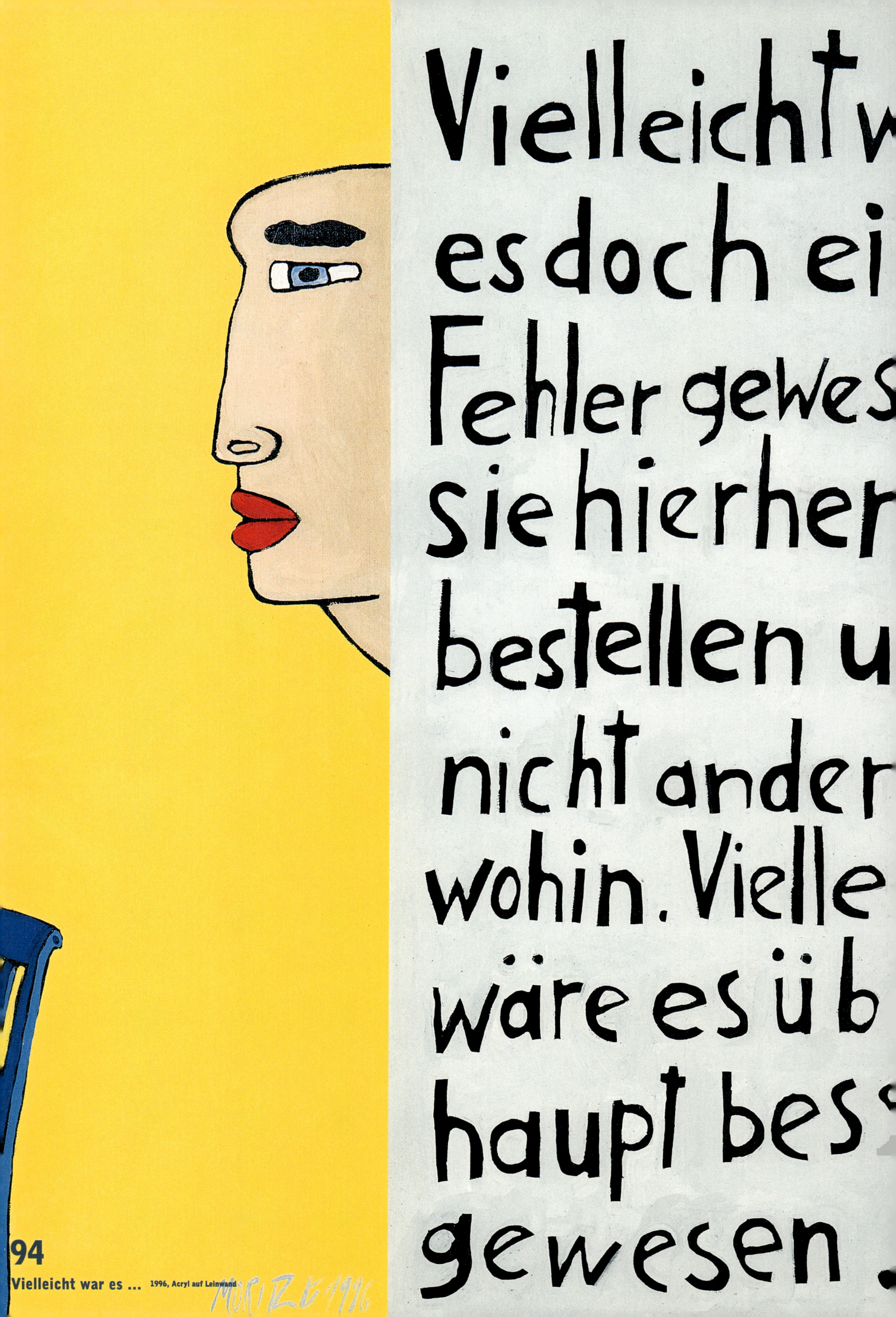
Vielleicht w
es doch ei
Fehler gewes
sie hierher
bestellen u
nicht ander
wohin. Vielle
wäre es üb
haupt bes
gewesen.

94
Vielleicht war es ... 1996, Acryl auf Leinwand

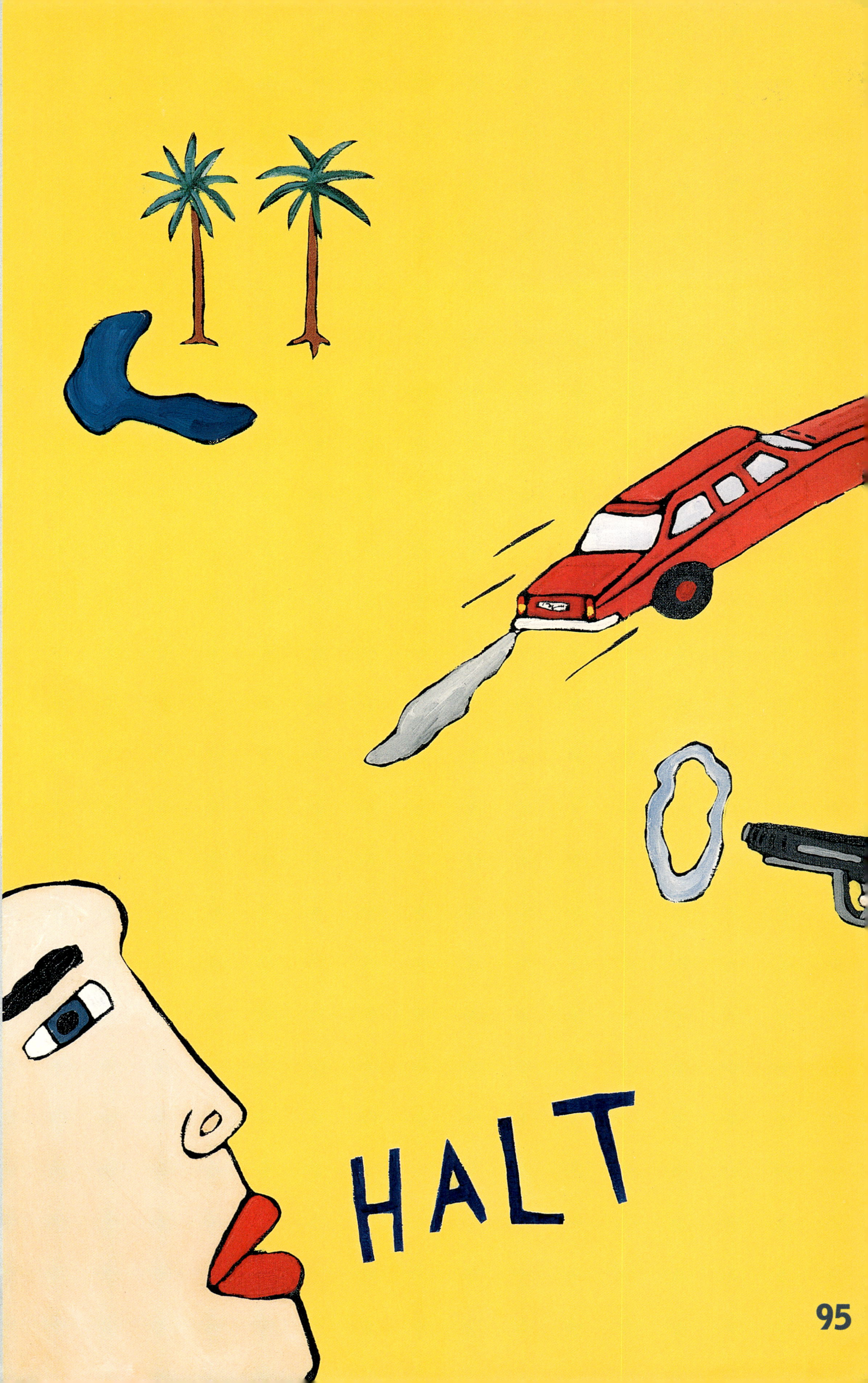
HALT

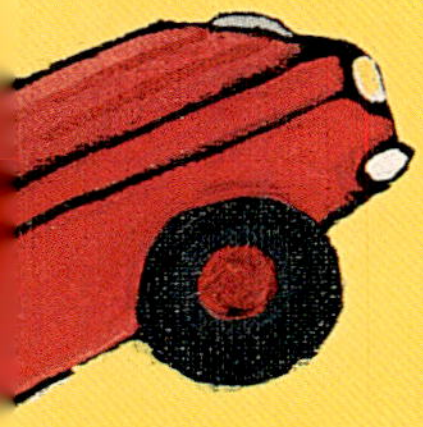

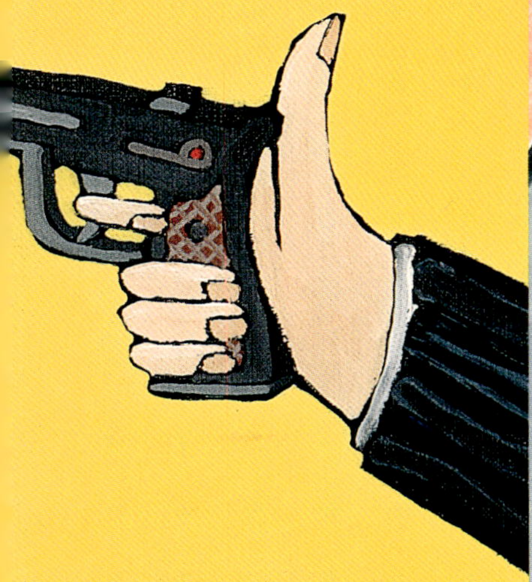

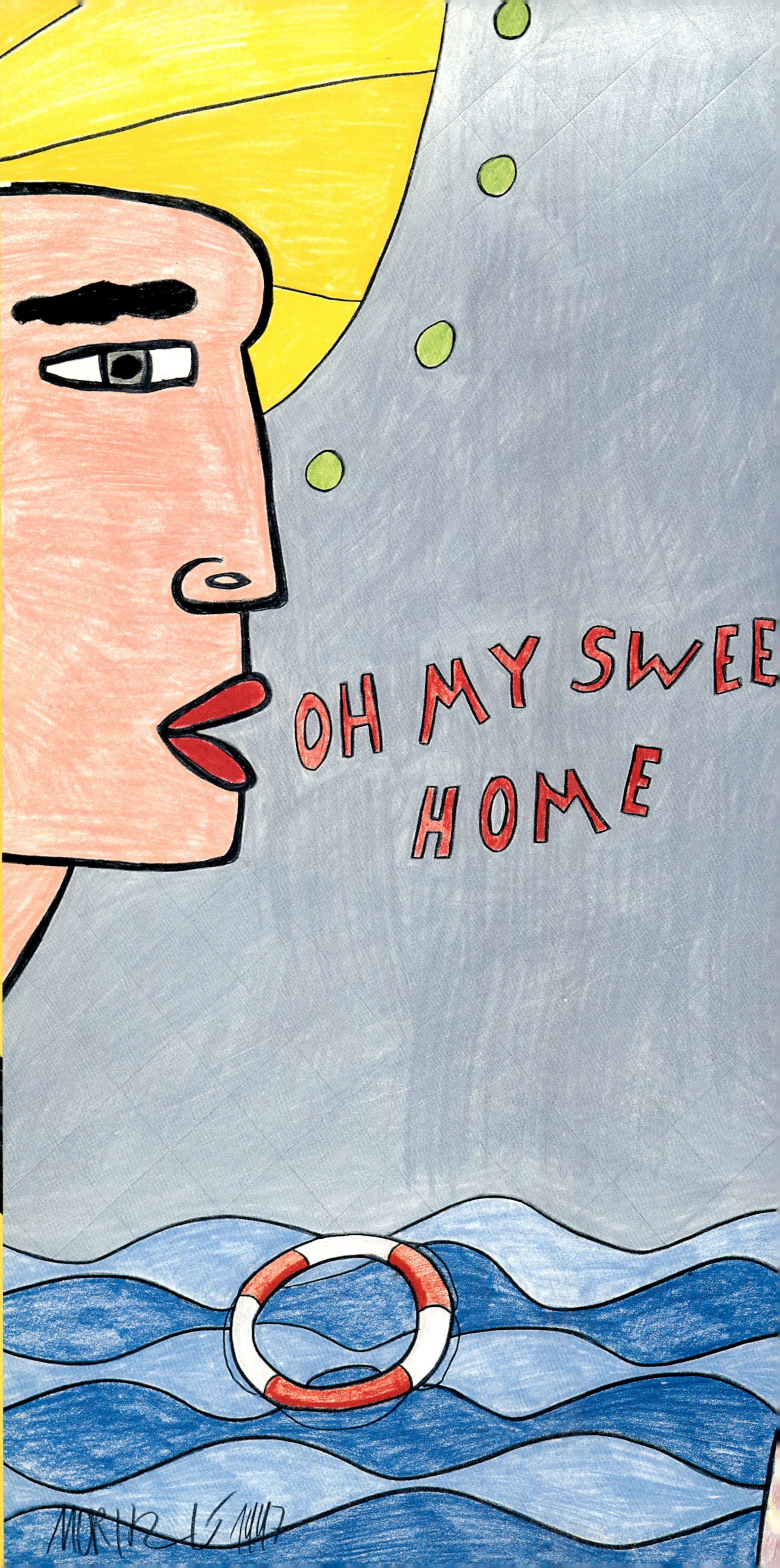

96

Oh my sweet home 1997, Zeichnung

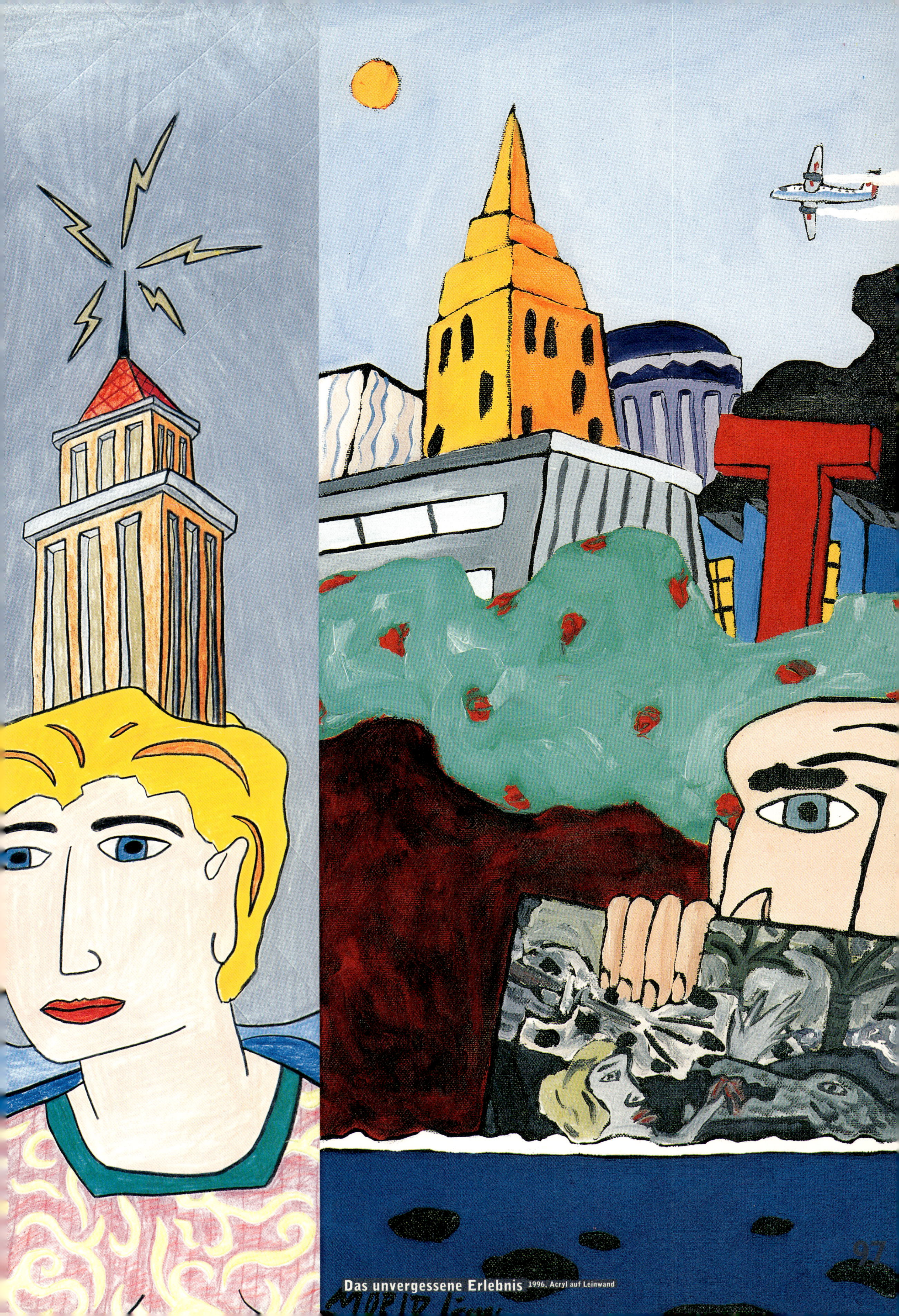

Das unvergessene Erlebnis 1996, Acryl auf Leinwand

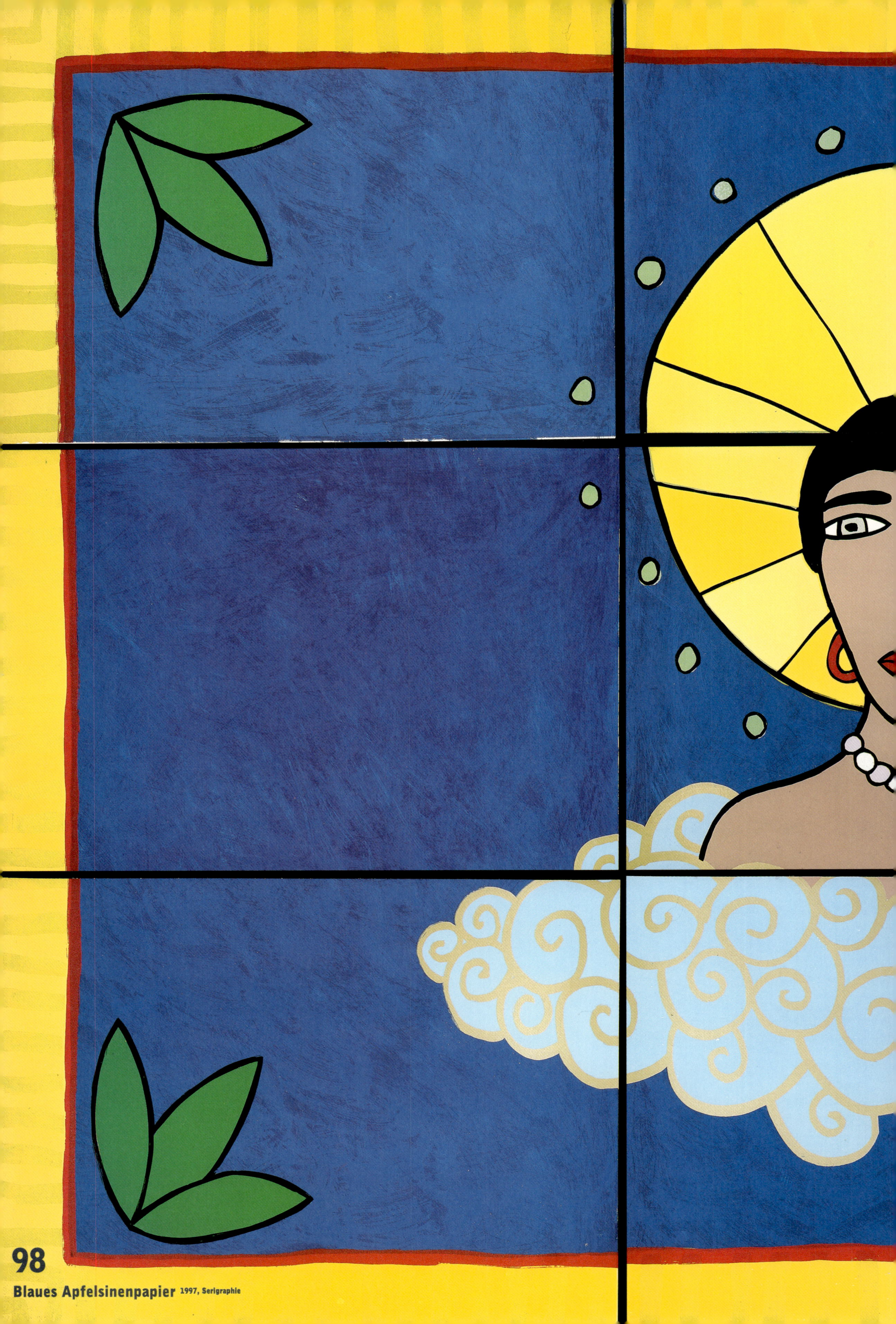

Blaues Apfelsinenpapier 1997, Serigraphie

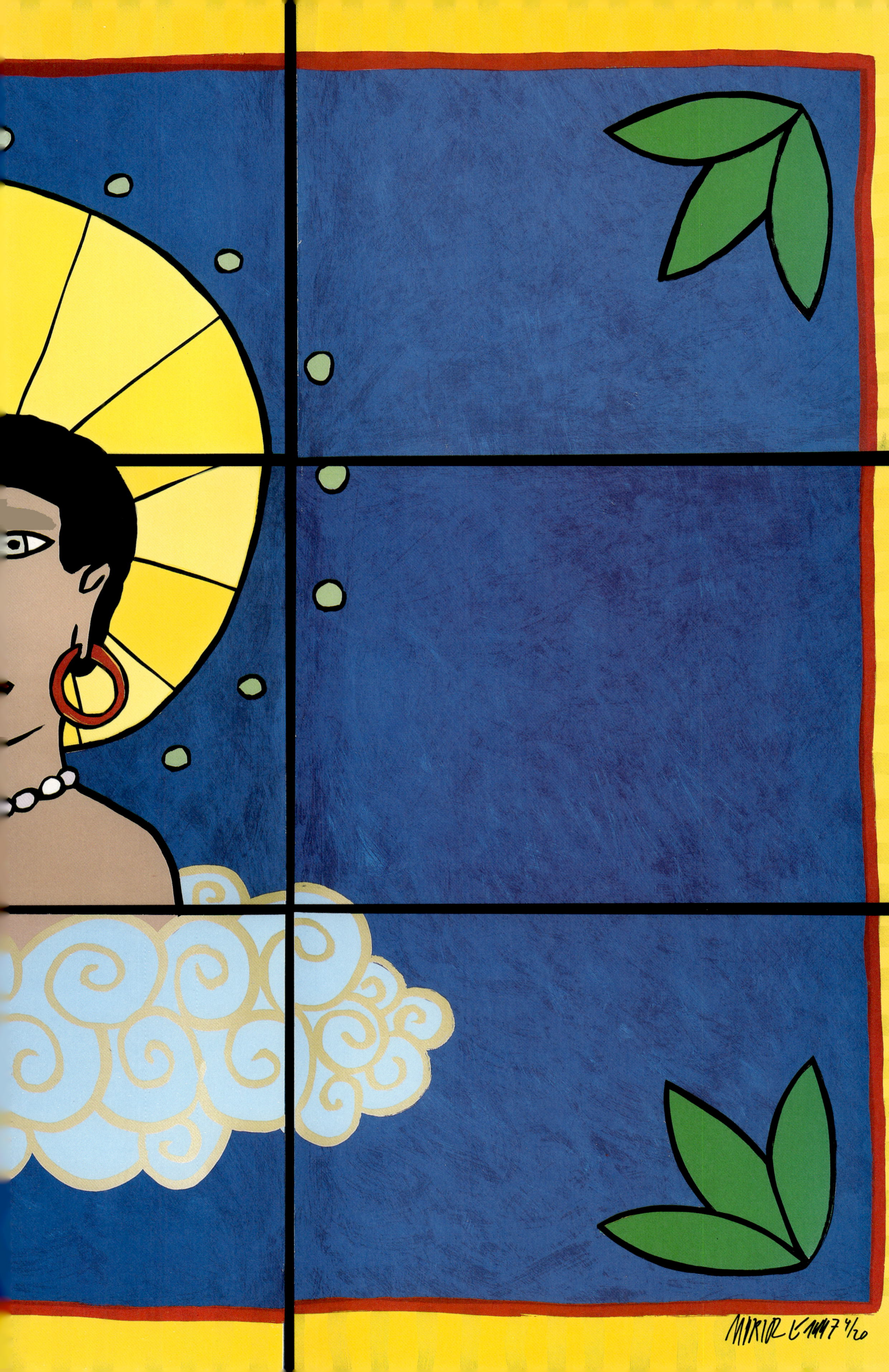

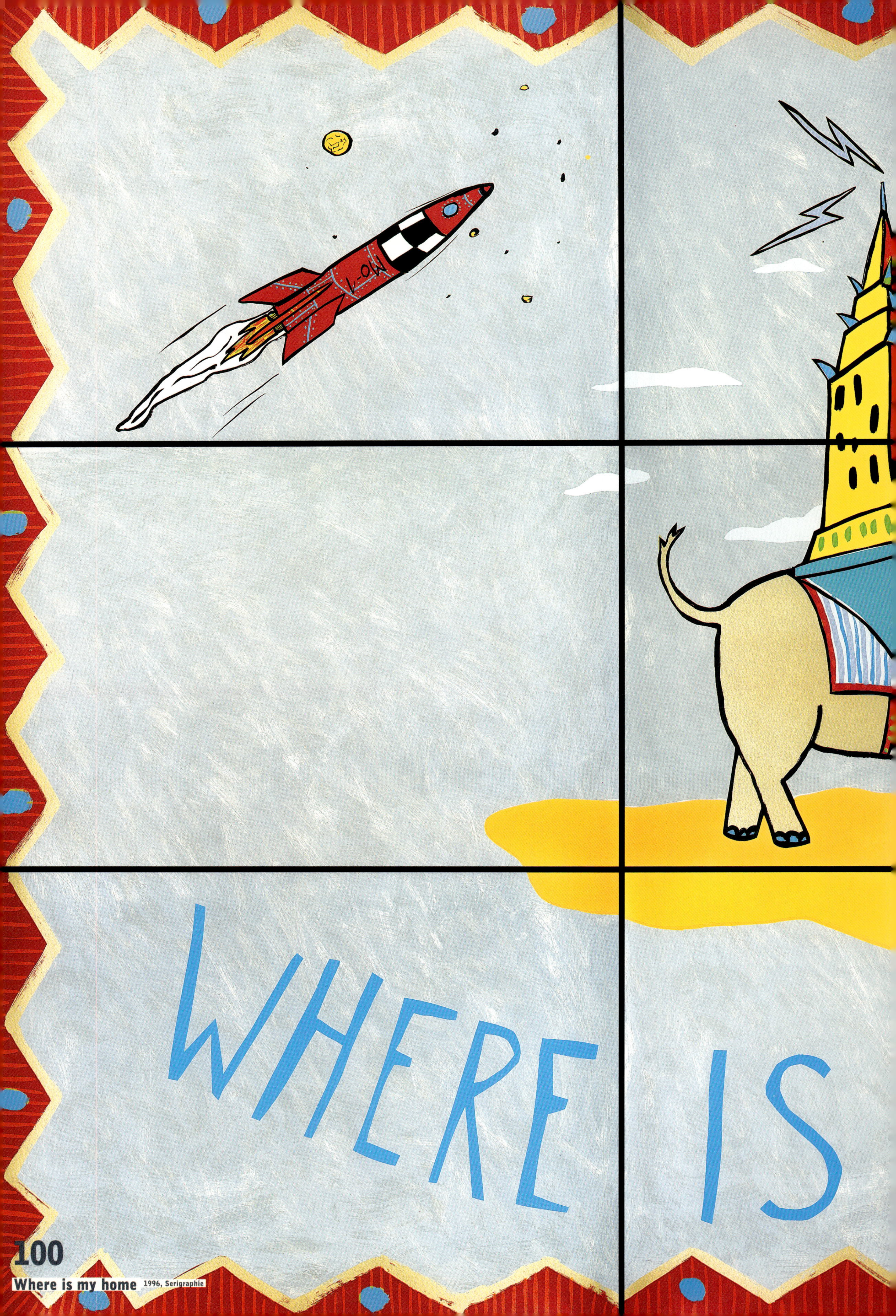

Where is my home 1996, Serigraphie

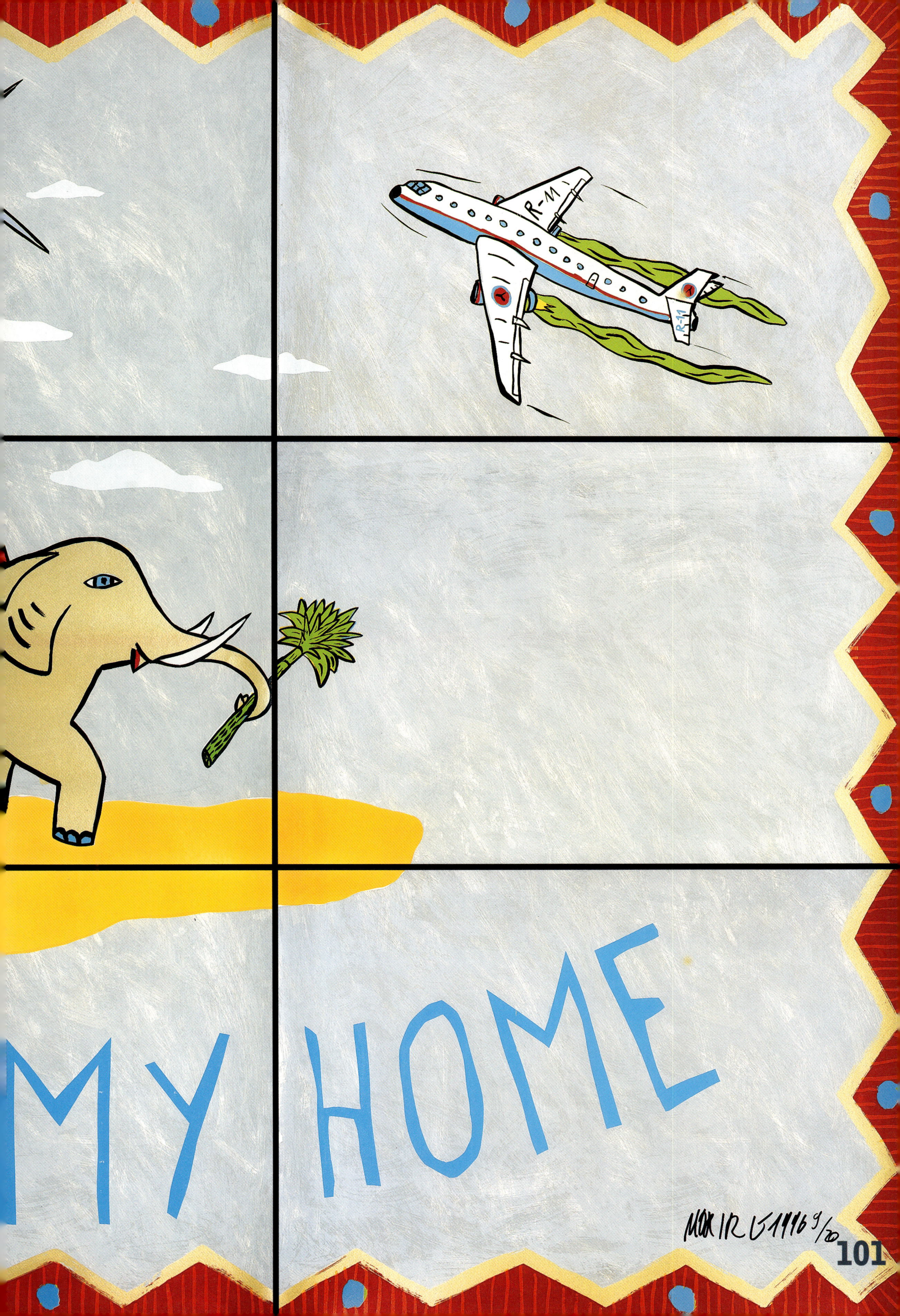
R-11
MY HOME

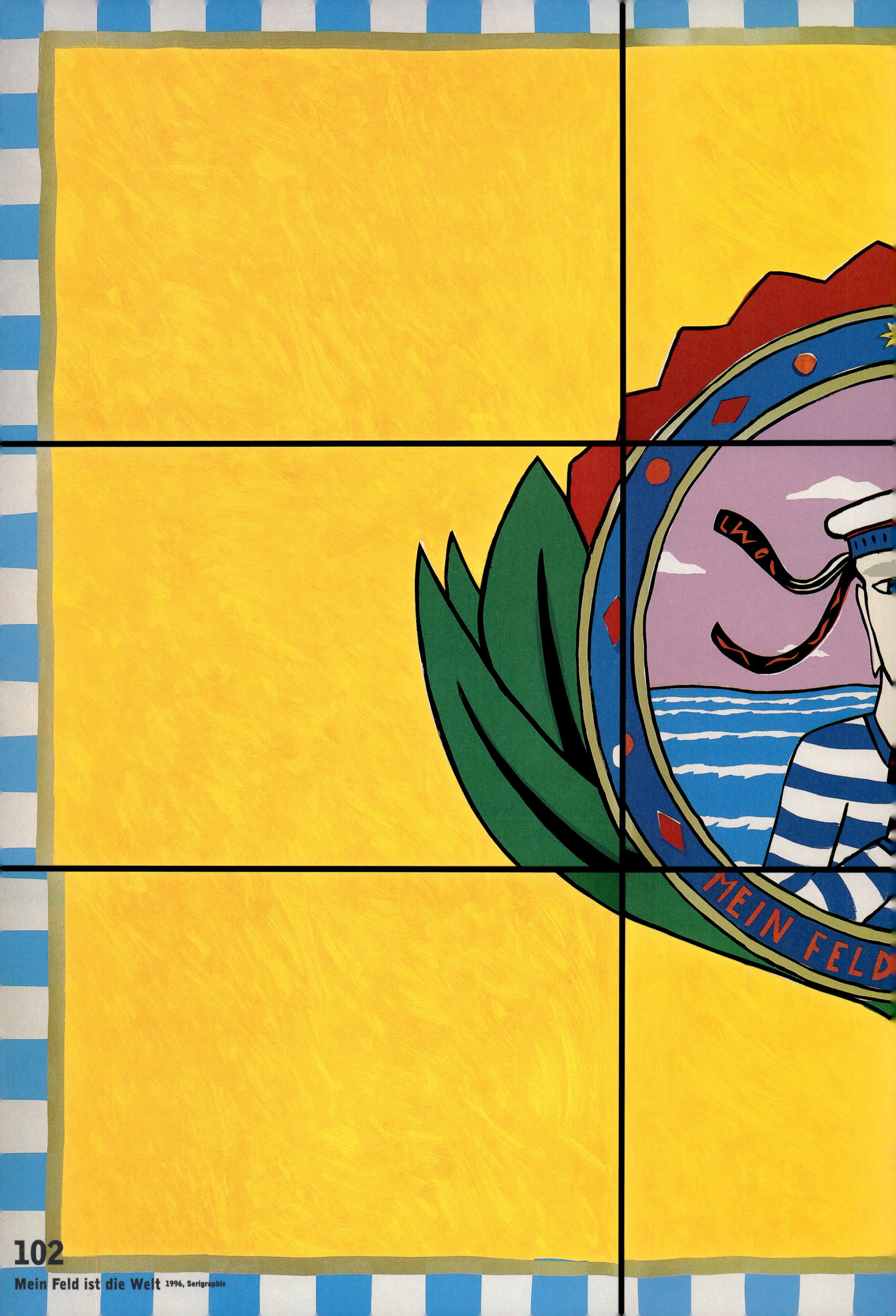

Mein Feld ist die Welt 1996, Serigraphie

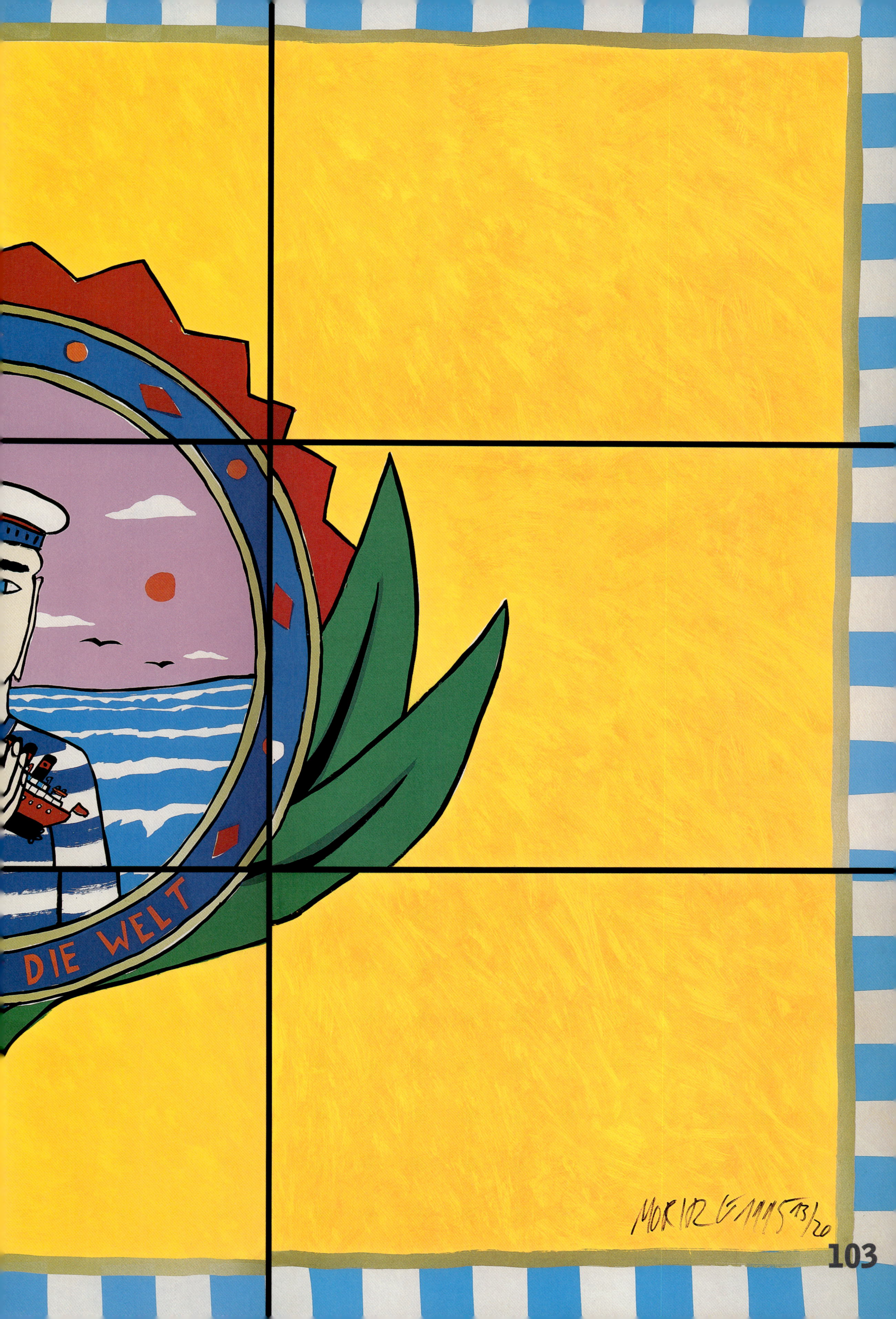
DIE WELT

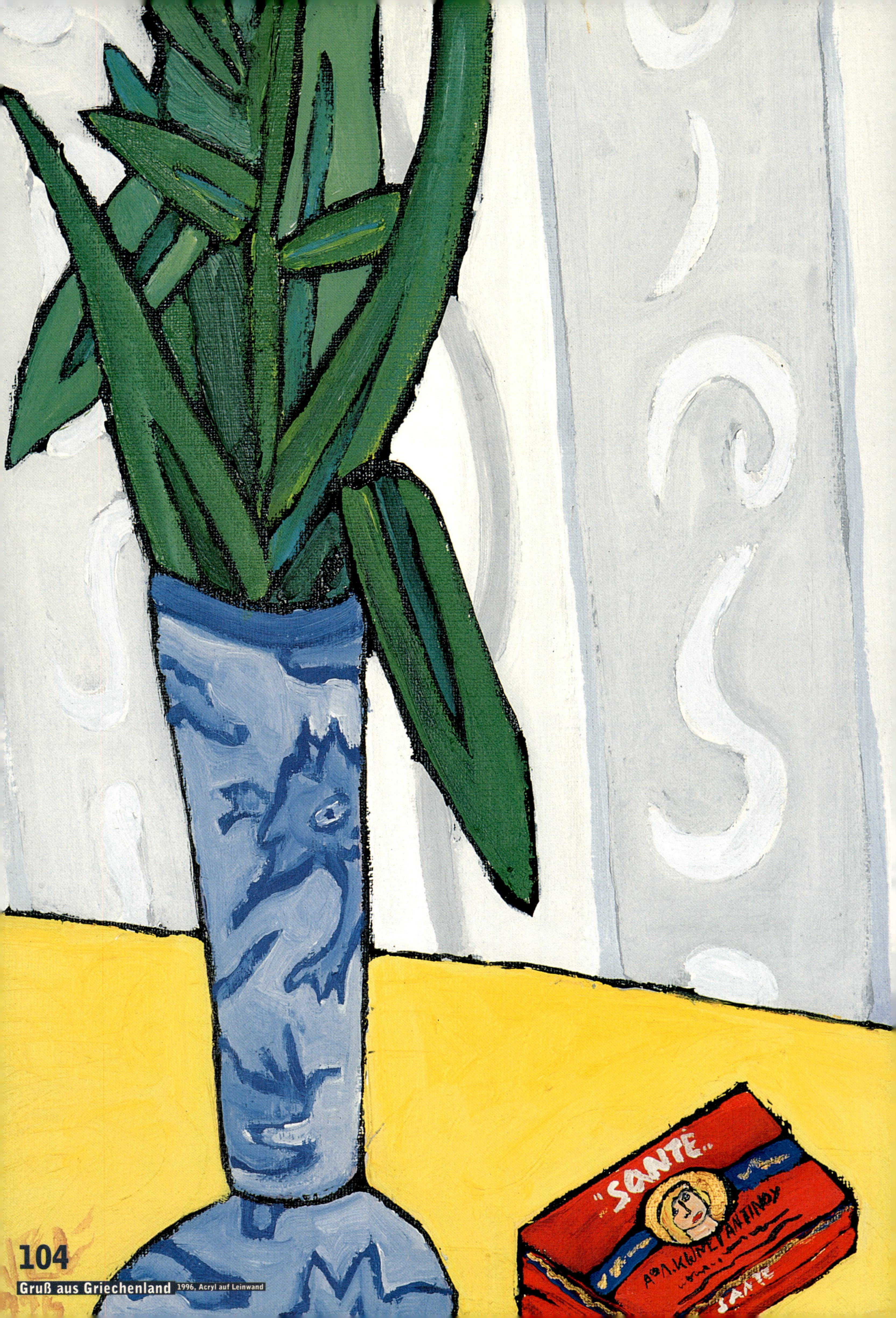

104

Gruß aus Griechenland 1996, Acryl auf Leinwand

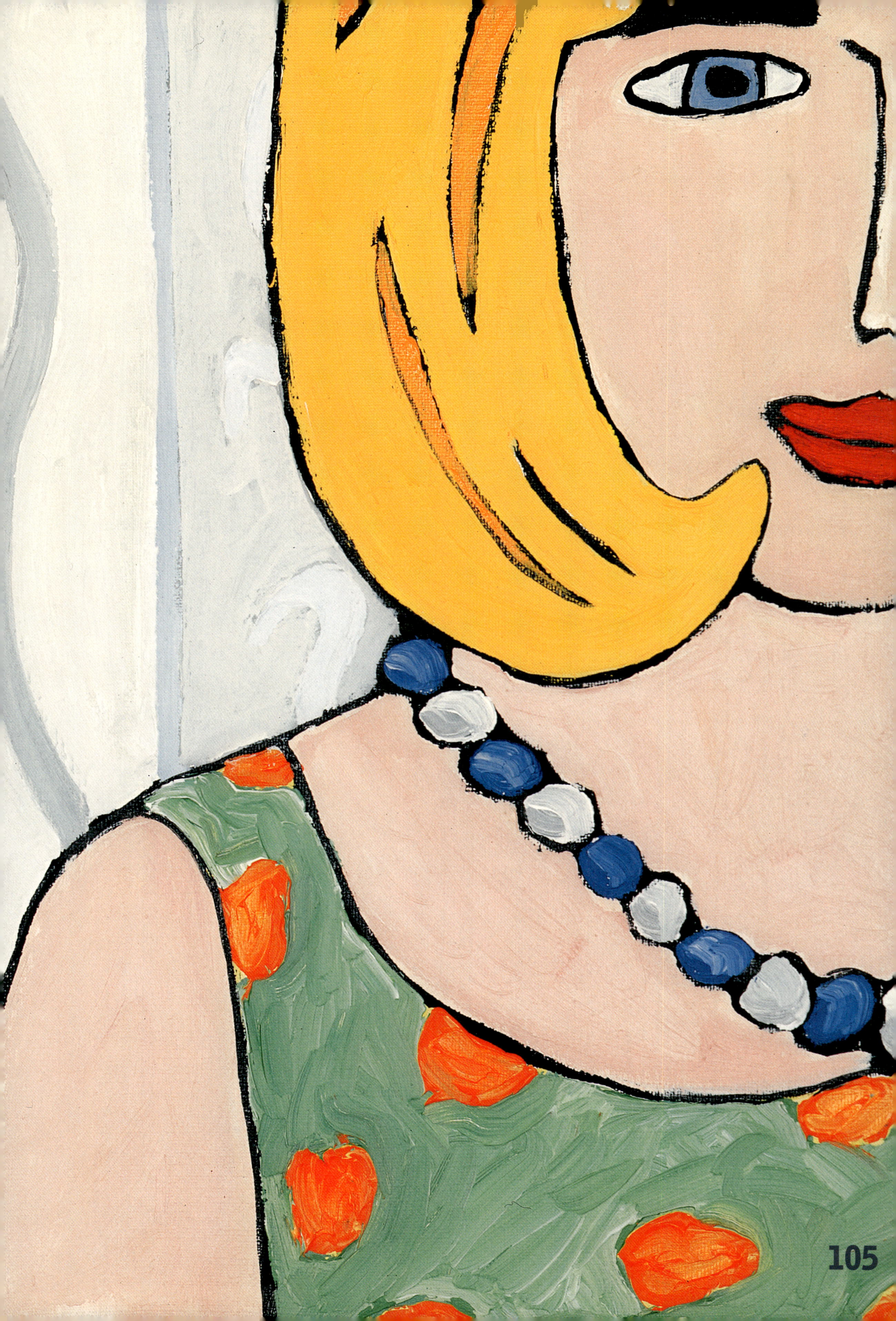

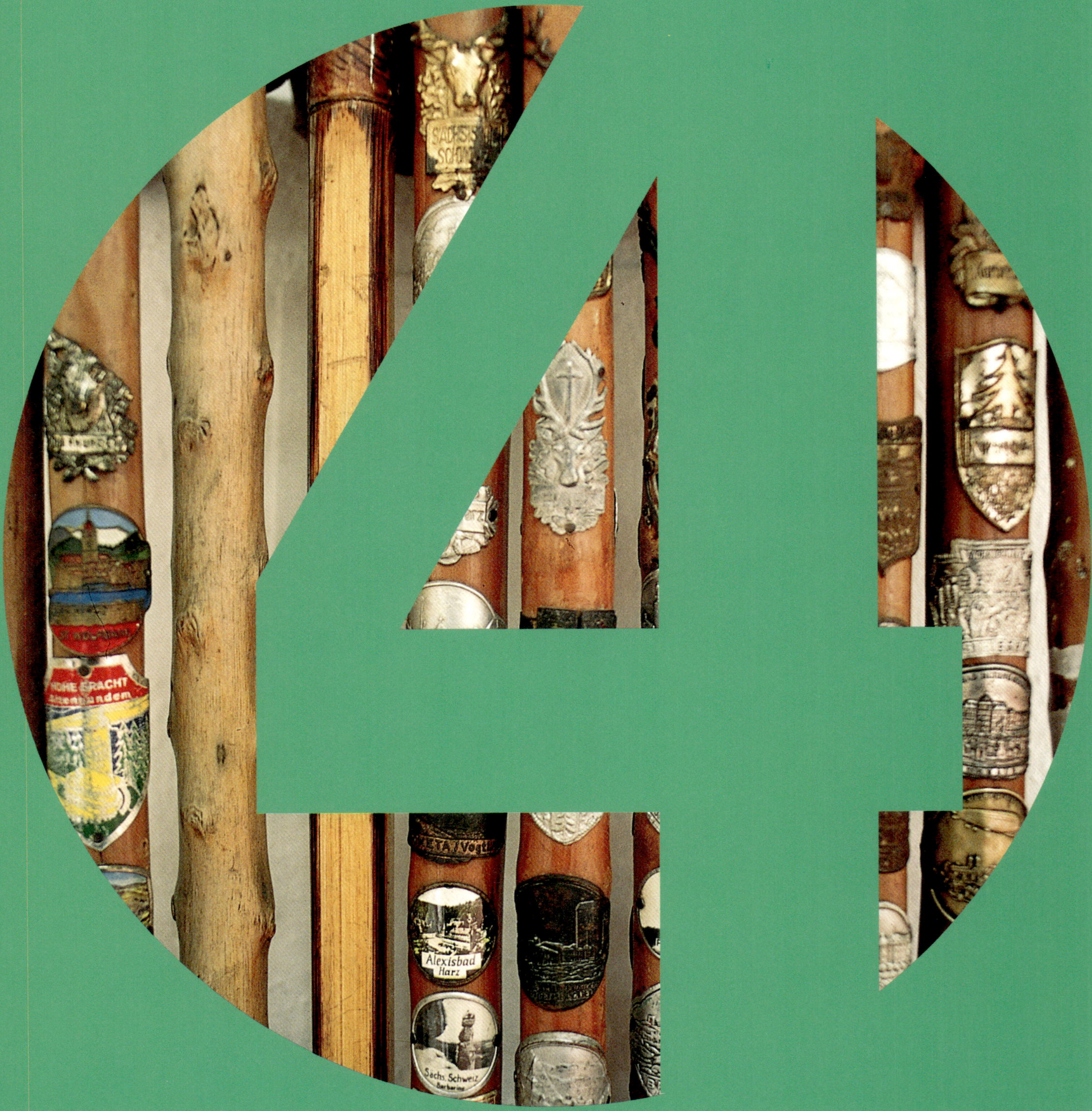

Spazierstöcke Sammlung Moritz Götze **rechts: Der goldene Stift** (Detail) 1996, Acryl auf Leinwand **Porträt Moritz Götze**

Bio©>råphie

1964 in Halle geboren. 1971–81 Schuldienst. 1973 Einsetzen der Sammeltätigkeit und Wunsch, Museumsdirektor zu werden. 1981–83 Möbeltischlerlehre in Bad Kösen und Naumburg. 1984–85 verschiedene Tätigkeiten, unter anderem als Betriebshandwerker, Einpacker in einer Kohlenanzünderfabrik, in einem Heizkraftwerk und als Dachdecker. 1985 erste Serigrafien und Aufbau einer eigenen Werkstatt. 1986 Grita Schulze bringt Sohn Friedrich zur Welt. 1987 Aufbaudienst am Haus. 1988 Aufnahme in den VBK der DDR. 1989 Geburt der Tochter Paula; erste Künstler-«Dienstreise» in die BRD durch Grenzöffnung gescheitert. 1990 vier Wochen Arbeitsaufenthalt im Stahlkombinat Eisenhüttenstadt. 1991 Lehrauftrag für Seri-grafie an der Burg Giebichenstein. Reise in die USA; erster Arbeitsaufenthalt auf Schloß Ballenstedt. 1992 zweiter Arbeitsaufenthalt auf Schloß Ballenstedt. Erster Arbeitsaufenthalt auf Schloß Röderhof. 1993 vier Monate Aufenthalt in Mecklenburg. Hochzeit mit Grita Schulze. 1994 Gastprofessur an der Ecole Nationale Superieure des Beaux Arts Paris. Gestaltung der Titelseite Jubiläumsausgabe «100 Jahre Leipziger Volkszeitung». 1994–95 Arbeit an einer keramischen Wandgestaltung für einen Lichthof des Messehauses Specks Hof, Leipzig. 1996 Kunstförderpreis des Landes Sachsen Anhalt. 1997 Grafikpreis der Vereinigten Zigarettenfabriken in Dresden.

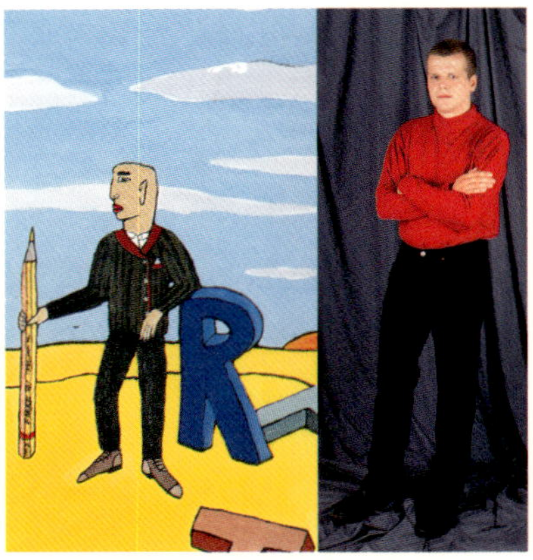

Bio©>råphy

Born in Halle in 1964. 1971–81 schooling. In 1973 began collecting and had the goal to be a museum director. From 1981–83 internship as a furniture maker in Bad Kösen and Naumburg. 1984–85 a variety of activities, company handyman, packer in a coal-starter factory, worker in a heat plant, roofer, among others. 1985 first serigraphs and establishment of an own studio. 1986 Grita Schulze gave birth to son Friedrich. 1987 construction work on his house. 1988 accepted in the VBK (Artists' Association) of the GDR. 1989 daughter Paula was born, first artist «business trip» to the FRG failed as a result of the fall of the Berlin Wall. 1990 four weeks artist-in-residence at the Eisenhüttenstadt Steel Factory. 1991 teaching contract for serigraphy at Burg Griebichenstein. Trip to the USA; first work residence at Schloß Ballenstedt. 1992 second residence at Schloß Ballenstedt. First work residence at Schloß Röderhof. 1993 three months residence in Mecklenburg. Marriage to Grita Schulze. 1994 guest professor at the Ecole Nationale Superieure des Beaux Arts Paris. Design of the title page of the anniversary issue «100 years Leipziger Volkszeitung». 1994–95 work on a ceramic wall frieze for the courtyard of the convention center Specks Hof, Leipzig. 1996 artist support prize from Saxony-Anhalt. 1997 graphic prize of the associated cigarette factories of Dresden.

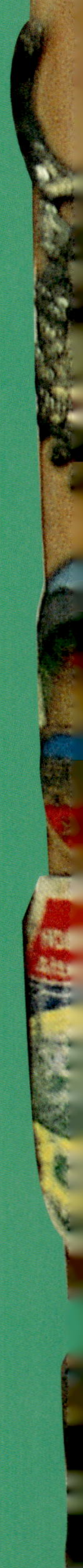

Ausstellungen (Auswahl der Einzelausstellungen seit 1992)

1984 bis 1989 zahlreiche Einzelausstellungen und Beteiligungen, seit November 1989 in Gesamtdeutschland. 1992 Schloß Ballenstedt (mit Rüdiger Giebler); ART Frankfurt, Onemanshow mit Galerie Lang; Galerie am Meer, Warnemünde; Galerie Jena; Basel Lasertech, Starnberg; «Aus meinem Leben» Galerie Dependance Specks Hof, Leipzig; «Der Prinzenraub» Lindenau Museum Altenburg; Art Cologne, Galerie Lang; Galerie Alter Markt, Halle. 1993 Galerie Alvensleben, München; Galerie Weiße, Chemnitz; Galerie Lehmann, Dresden; Galerie Lang, Berlin; Albrechtsburg Meißen; Galerie Schuster, Gelnhausen; Galerie Stuhla, Hannover; 1994 Galerie Schuster, Offenbach; Galerie Peters-Barenbrock, Braunschweig; Galerie Bernau; Opernhaus Halle; Galerie Transit, Leuven (Belgien); Museum für Kunst & Handwerk (Plakate), Hamburg. 1995 Staatliche Galerie Moritzburg Halle; Galerie Schuster Paris; Galerie Tammen + Busch Berlin; Kunstverein Würzburg; Galerie Sandmann + Haak, Hannover; 1996 Galerie Schuster Frankfurt/M.; Galerie Himmelreich, Magdeburg; Landesvertretung Sachsen Anhalt in Brüssel; Galerie Alfican Brüssel; Galerie Hartwich, Rügen; Kutschstall Potsdam; Kunstverein Salzgitter; Galerie Schuster, Art Frankfurt/Art Cologne; Galerie Tantius, Lübbecke; Das Heimatmuseum, Staatliche Galerie Moritzburg Halle; 1997 Galerie Schuster & Scheuermann, Berlin; Galerie Rothamel, Erfurt; Kunstmarkt Dresden, Sonderschau.

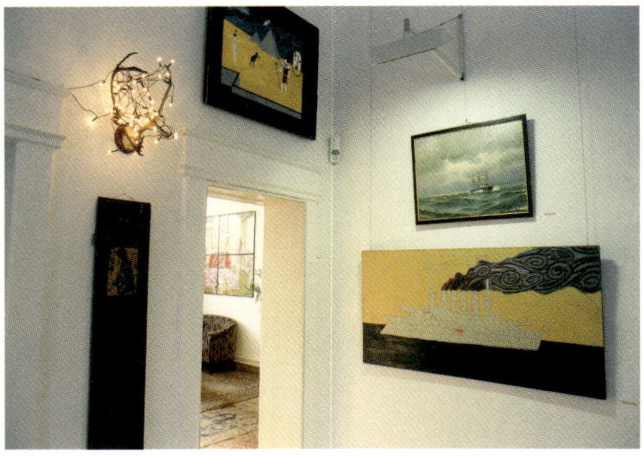

Das Heimatmuseum Staatliche Galerie Moritzburg Halle, 1996

Ausstellungsbeteiligungen (Auswahl)

1992 «Zwischen den Seiten»
Brandenburgische Kunstsammlung, Cottbus

1994 «Bekömmlich» Kunsthaus Hamburg

1995 «De Gemartelde Tijd», Leuven (Belgien)

1997 «Boheme und Diktatur»
Deutsches Historisches Museum, Berlin

Kunst im privaten und öffentlichen Besitz
(Auswahl)

Kupferstichkabinett Dresden; Sammlung der Deutschen Bank, Frankfurt am Main; Deutsche Bücherei, Leipzig; Sächsische Landesbibliothek, Dresden; Kunstsammlung Cottbus; Galerie für Junge Kunst, Frankfurt/ Oder; Museum für Kunst & Handwerk Hamburg; Märkisches Museum Berlin; Lindenaumuseum Altenburg; Klingspor-Museum, Offenbach; Deutsches Literaturinstitut Marburg; Staatliche Galerie Moritzburg Halle; Bibliothek Passau; Sparkassenakademie, Potsdam; Deutsche Telekom, Leipzig; Sprengelmuseum Hannover

Bibliographie

Einzelausstellungskataloge

Sweet Home, Galerie Weißer Elefant, Berlin, 1990,
Die Adoptivprinzen – Götze & Giebler, Hasenverlag Halle, 1992
Aus meinem Leben, Connewitzer Verlag, Leipzig, 1992. Erweiterte dritte Auflage 1997
Der Prinzenraub, Lindenaumuseum Altenburg, 1992
Moritz Götze, Dresdner Bank, Frankfurt, 1992
Alex Flemming & Moritz Götze, Künstlerhaus Dortmund, 1994
Moritz Götze, Hallischer Kunstverein, 1994
Moritz Götze, Galerie Schuster, 1995
C'est moi, Staatliche Galerie Moritzburg, Halle, 1995
Obschon die Welt, Brüssel, 1996
Moritz Götze - Zeichnungen, Kunstverein Salzgitter, 1996
Das Heimatmuseum, Staatliche Galerie Moritzburg, Halle, 1996

Bücher und Aufsätze

Kunst in der DDR, Kiepenheuer & Witsch, 1990
Zwischen den Seiten, Brandenburgische Kunstsammlungen Cottbus, 1992
Zeitgenössische Kunst in der Deutschen Bank (Trianon), Dumont, 1994
De Gemartelde Tijd, 1995
Specks Hof - Kunst und Geschichte, Connewitzer Verlag, Leipzig, 1997
Boheme und Diktatur, Deutsches Historisches Museum, Berlin, 1997

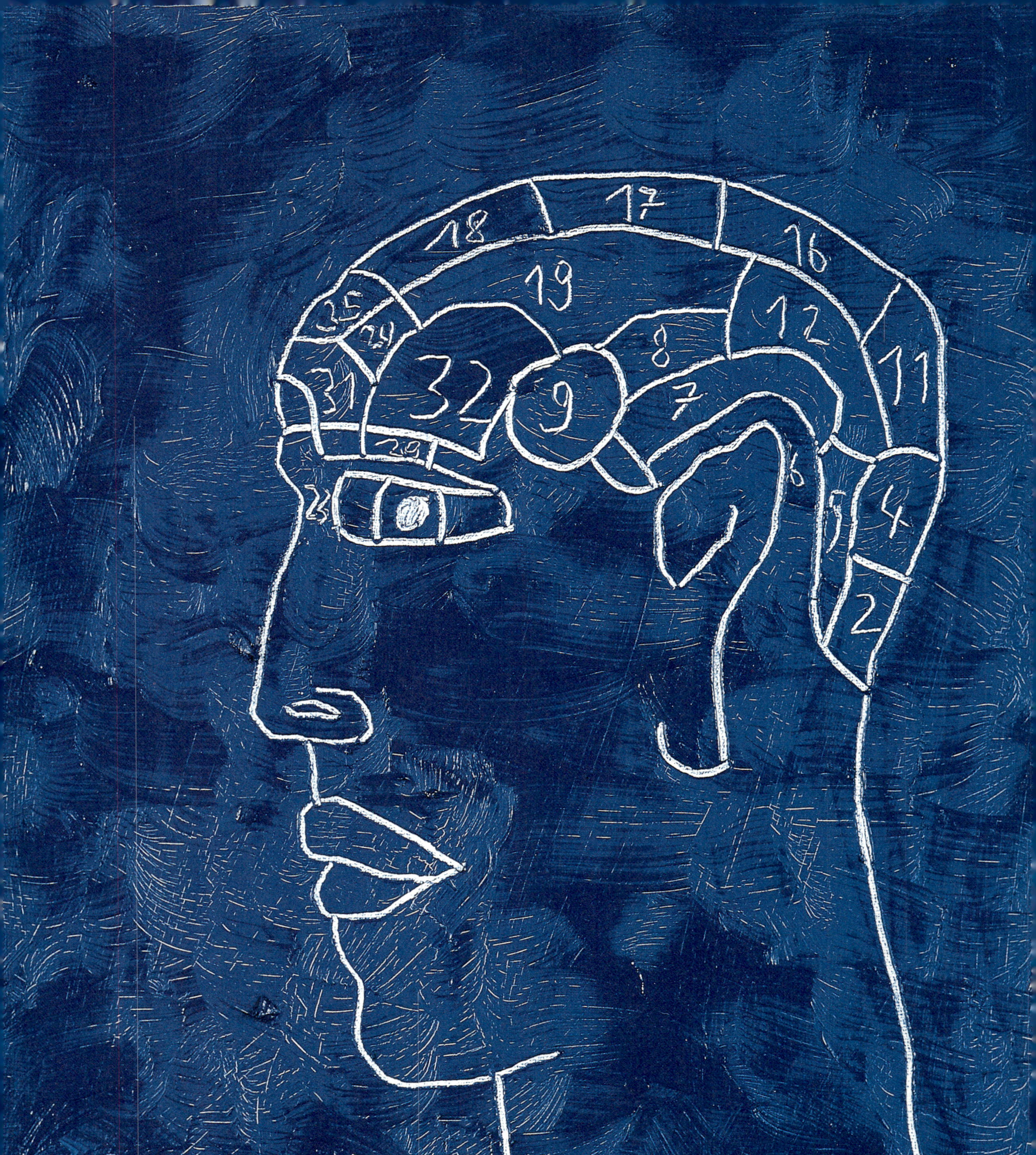

Connewitzer Verlagsbuchhandlung Peter Hinke Leipzig Specks Hof, Schuhmachergäßchen 4, 04109 Leipzig

Texte: Rüdiger Giebler Halle Klaus Görner Frankfurt/Main Christoph Tannert Berlin
Übersetzungen: Christopher Langer Berlin

Fotos: André Gessner Halle Klaus Göltz Halle (S. 32–34) Lutz Grünke Binz (S. 15–17)
Frank Gaudlitz Potsdam (S. 50–55) Phocus GmbH Leipzig (S. 50–53) Bernhard Ebert Gelnhausen (S. 42–47)

Lithos: Scan Color Leipzig Gestaltung: Grappa Design Berlin Druck: Jütte Druck GmbH Leipzig
Binding: Leipziger Großbuchbinderei GmbH Leipzig

1. Auflage 1997. 100 Exemplaren liegt eine numerierte Vorzugsgrafik bei.

ISBN 3-928833-99-5

Die Idee rechter Teil des Triptychons, 1996, Öl auf Leinwand Titelbild: Vielleicht war es ... 1996, Acryl auf Leinwand